Kirstin C. Schneider

Chiaras Welt

Impressum

© Karina-Verlag, Wien
www.karinaverlag.at
Text: Kirstin C. Schneider
Covergestaltung: Karina Moebius
Illustrationen: Karina Pfolz
Lektorat und Layout: Bruno Moebius

ISBN: 978-3-96610-363-3

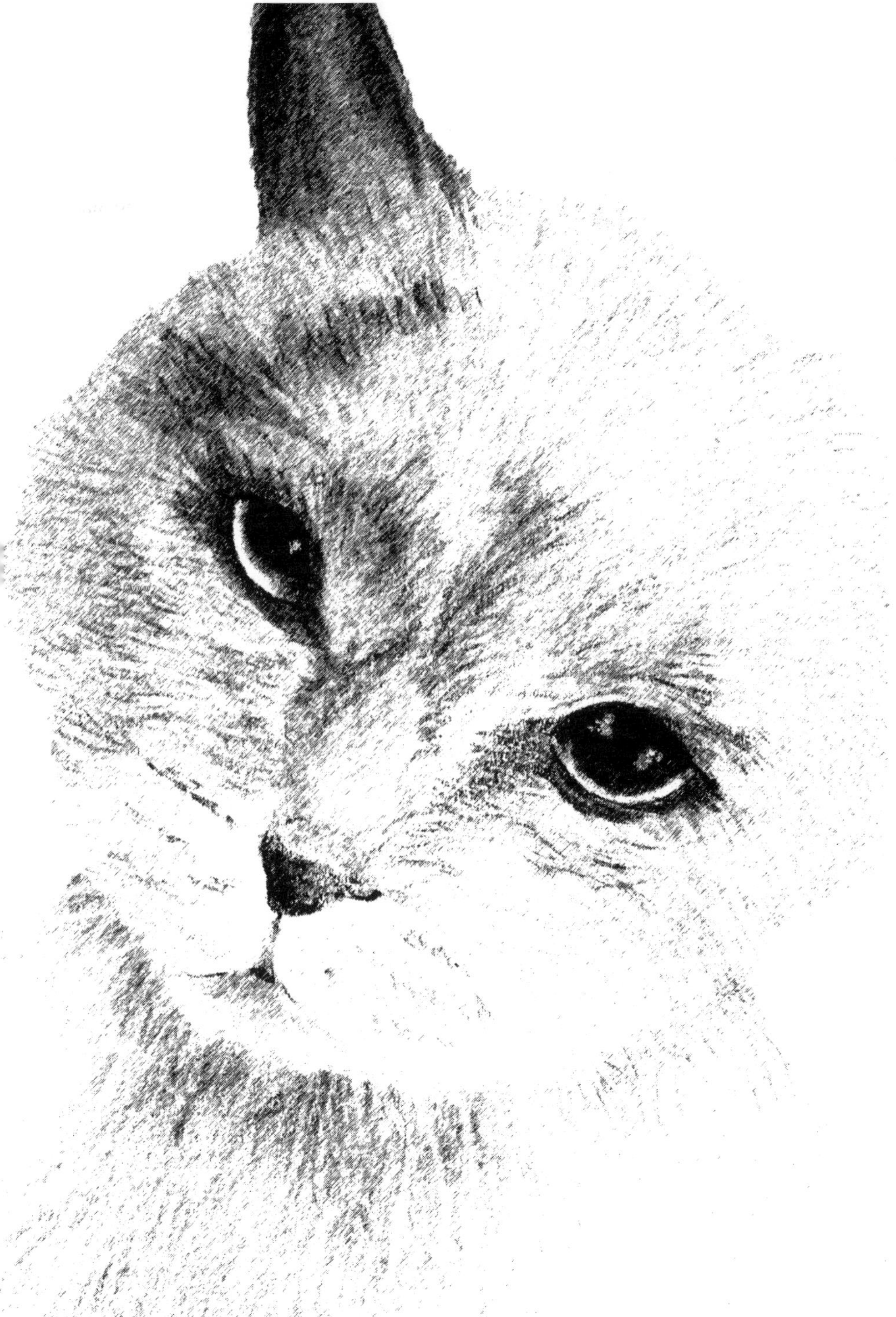

Inhalt

Vorwort

Ich wollte nie eine Katze. Ich fand sie schon immer süß, aber haben wollte ich keine. Hunde fand ich viel toller.

Katzen sind schwierig, das weiß man doch. Die machen, was sie wollen, sind unnahbar und kratzen, wenn ihnen irgendwas nicht passt. Ach ja, und wenn ihnen mal so richtig was nicht passt, dann machen sie ihre Geschäfte überall hin, nur nicht da, wo sie hingehören. Und die Wohnung zerlegen sie in ein Trümmerfeld.

Voll hinterhältig, so 'ne Katze. Unemotional.

Hat man mir gesagt.

Ich habe eine Katze. Ich habe mich in dem ersten Moment, in dem ich sie gesehen hab, in sie verliebt, aber haben konnte ich sie nicht, weil sie jemand anderem gehörte. Dachte ich.

Nun lebt sie bei mir seit mehr als elf Jahren, aber sie gehört mir nicht – sie gehört zu meinem Leben.

Katzen sind einzigartig. Sie machen, was sie wollen, sind unnahbar und anhänglich, abweisend und zugewandt und kratzbürstig, wenn man das Äußere eines Sisalstammes hat.

Wenn meine Katze ihre Geschäfte irgendwo hinmacht, wo sie nicht hingehören, bin ich todunglücklich – weil sie offensichtlich todunglücklich ist. Meine Wohnung steht noch und ist, egal in welchem Zustand, der beste Ort der Welt, weil sie hier lebt.

Meine Katze ist das ehrlichste Wesen, das mir in meinem Leben begegnet ist. Ihre Zuneigung rührt mich jeden Tag aufs Neue.

Katzen sind. Perfekt.

Das weiß ich, seitdem ich nicht mehr einfach so darauf höre, was man mir sagt.

Begegnung

Ob ich ein Problem mit Katzen hätte, hat er gefragt.

Nö. Hab ich nicht. Solange sie kein Problem mit mir haben, werden wir schon miteinander klarkommen. Ich mag Katzen. Glaub ich. Auf jeden Fall find ich sie süß.

Mein neuerdings Herzallerliebster wohnt zweihundert Kilometer von mir entfernt, sodass es eine Weile dauern soll, bis ich seine vierbeinigen Mitbewohnerinnen kennenlerne.

Anlässlich meines ersten Besuches bei ihm ist es so weit. Drei sind es. Eine Perserdame und zwei Britisch Kurzhaar – Mutter und Tochter. Na ja, zumindest in der Theorie. Mama BKH, Chiara ihr Name, krieg ich weder am ersten gemeinsamen Wochenende noch während der nächsten zwei Monate in meiner neuen Beziehung mit einem Katzenpapa zu Gesicht.

Da ich bislang nie über ein kurzes Streicheln mir zufällig über den Weg laufender Katzen hinausgekommen bin, muss ich mich erst einmal daran gewöhnen, dass ich von nun an bei jedem Aufenthalt in seiner Wohnung unmittelbar belagert werde.

Es ist erstaunlich. Ich kann mich noch so leise in das leere Wohnzimmer schleichen und meinen Alabasterhintern noch so zaghaft und geräuschlos auf das Sofa bewegen – in dem Moment, in dem ich es mir gemütlich machen will, stolzieren die beiden Grazien in den Raum und belagern mich. Luna, die Perserdame, besteht darauf, mir so dicht wie möglich unters Kinn zu krabbeln, und Emmy, Chiaras Tochter, möchte, bitte, auf meinem Bauch Platz nehmen. Wenn ich es wage, einfach so aufrecht sitzen zu bleiben, werde ich angeschrien. Von beiden. Was soll ich sagen? Ich bin neu hier. Quasi Besuch. Wie könnte ich mich da dem Willen der beiden Hausherrinnen widersetzen?

Im Ergebnis bekomme ich regelmäßig vom Film bei unseren

gemütlichen Fernsehabenden nicht viel mit. Ich sehe nichts. Es guckt sich schlecht fern, auf dem Rücken liegend. Mit gefühlt zehn Kilo Lebendgewicht auf Hals und Brustkorb. Und wenn einem bei jedem Atemzug ein halbes Pfund Perser-Haare unter der Nase klebt, trägt das auch nicht gerade zur Entspannung bei. Was tut man nicht alles aus Liebe … Mann, das sind doch seine Katzen, wieso liegen die nicht bei ihm?!

Zugegebenermaßen rühren mich die beiden irgendwie. Ich stelle fest, dass ich gar kein Problem damit hab, von ihnen als Schlafunterlage ausgenutzt zu werden. Eher im Gegenteil. Katzen sind schon einnehmende Wesen.

Aber ich bin ein bisschen beleidigt. Ich finde schon, dass sich Chiara langsam mal sehen lassen könnte, wenn ich da bin. Langsam fange ich an zu zweifeln.

Ist er sicher, dass er drei Katzen hat?

Doch eines Tages ist es dann so weit.

Während eines meiner Wochenend-Besuche bei meinem Freund muss ich irgendwann einmal mitten in der Nacht in die Keramikabteilung. Als ich die Schlafzimmertür hinter mir zuziehe, stolpere ich im Flur fast über Luna, die mich anblinzelt und vorwurfsvoll anschreit. Also, wenn die glaubt, dass ich mich jetzt hier auf den Rücken werfe, hat sie sich aber geschnitten. Mein Blick fällt ins Wohnzimmer. Emmy schlummert auf dem Sofa. Und da, da ist der Beweis: Mitten im Wohnzimmer, platt auf den Boden gedrückt und überzeugt davon, dass sie unsichtbar ist und ich sie unmöglich sehen kann – aber unzweifelhaft die dritte Mitbewohnerin meines Freundes. Es gibt sie also doch. Chiara.

Vorsichtig nähere ich mich ihr, und als ich auf sie zugehe, duckt sie sich noch weiter auf den Boden. Offenbar mache ich ihr Angst. Na gut, dann anders. Ich lege mich auch platt auf den Boden und beschränke mich darauf, sie ein bisschen zu beobachten.

Sie tut mir leid, diese kleine verschüchterte Maus.

Es dauert eine ganze Weile, bis Chiara zaghaft ihren Kopf hebt und in meine Richtung blickt. Wobei … blicken ist hier irgendwie nicht das richtige Wort.

Aus einem zuckersüßen runden Gesichtchen gucken mich zwei … ähm, na ja, ziemlich schielende und flackernde Augen an. Du meine Güte, ist die zauberhaft. Auch wenn ich gestehen muss, dass Schielen noch geschmeichelt ist, finde ich, dass es die tollsten Augen der Welt sind.

Chiara hat Nystagmus, hat man mir erzählt. Sie ist gerade einmal anderthalb Jahre alt, viel kleiner als normal, der Körper ist kurz und gedrungen und ihr Schwänzchen nur halb so lang, wie es eigentlich sein sollte. Ihre Tochter, die sie mit nicht einmal einem Jahr bekommen hat, ist jetzt schon um einiges größer und kräftiger als sie. Das Schielen war der Grund, warum der »Züchter« sie abgegeben hat – trächtig, wie sich dann herausgestellt hatte – er sagte, sie werde von den anderen Katzen gemobbt.

Auf meinem Rücken macht sich Getümmel breit. Chiaras Tochter und Luna haben offensichtlich beschlossen, dass sich auch meine Kehrseite als Liegewiese hervorragend eignet. Nachdem ich meinen Nacken unauffällig von einer Kralle befreit hab, stell ich fest, dass Chiara verschwunden ist.

Na toll. Nun lieg ich hier spärlich bekleidet mitten in der Nacht im Wohnzimmer auf dem Fußboden mit zwei Katzen auf dem Rücken. Mir fällt ein, warum ich eigentlich aufgestanden bin. Ich wollte aufs Klo.

Da Chiara auch weiterhin tagsüber verschollen bleibt, beschränken sich meine weiteren Annäherungsversuche auf nur wenige Gelegenheiten – meistens nachts.

Einige Monate später sitze ich eines Abends allein auf dem Sofa und gucke noch ein bisschen fern. Aus dem Augenwinkel sehe ich etwas Graues ins Zimmer schlendern und mache mich schon auf die Kuschelattacke von Chiaras Tochter gefasst.

Der graue Fellklops hüpft aufs Sofa und marschiert auf mich zu. Öhm. Das ist nicht Emmy. Es ist die kleine Zaubermaus persönlich. Sie setzt sich neben mich und guckt mich an. Mist, wieso hab ich jetzt keine Leckerlis zur Hand? Ich trau mich nicht, mich zu bewegen, und warte einfach ab. Plötzlich, als hätte sie sich nach langem Nachdenken einen Ruck gegeben, kommt die Kleine auf mich zu, klettert etwas unbeholfen auf mein Bein und legt sich drauf.

Ich freu mich wie Bolle … und krieg glasige Augen. Um mich nach einer gefühlten Stunde von meinem eingeschlafenen Bein abzulenken, wage ich es: Ich streiche ihr vorsichtig über das Fell. Seidenweich ist es. Wer mir vor einem halben Jahr gesagt hätte, dass ich mal so glückselig sein würde, wenn ich eine Katze streichle, den hätte ich für bekloppt erklärt.

Das Eis ist zwar noch nicht ganz gebrochen, aber es hat Risse. Chiara fängt an, auch tagsüber in Erscheinung zu treten. Stets in sicherer Entfernung zu den anderen beiden Fellnasen, aber immerhin.

Als ich eines Morgens noch halb schlafend aus dem Schlafzimmer wanke, kommt klein Chiara auf mich zugelaufen und streicht mir um die Beine. Ich hocke mich hin, um sie zu streicheln, sie drückt ihren Kopf in meine Hand und schnurrt. Es mag kitschig klingen, aber mir wird ganz warm ums Herz. Hab ich schon erwähnt, dass ich unsterblich in dieses kleine Mädchen verliebt bin?

Chiaras häufigeres Auftreten führt offensichtlich zum Unmut der anderen beiden Damen. Wann auch immer sie mein Herzblatt erwischen, wird ihr gezeigt, wo der Hammer hängt. Ich fange ernsthaft an, mir Sorgen zu machen – insbesondere die Attacken von Emmy auf ihre eigene Mutter sind nicht ohne. Aber Chiara hält sich tapfer. Sie bemüht sich ganz offensichtlich, den beiden Krawallbürsten so gut wie möglich aus dem Weg zu gehen.

Zunächst scheint es, dass wir nun einen Status quo erreicht haben, mit dem es sich leben lässt. Aber dann geht's los: Alle drei halten plötzlich die Benutzung der Katzentoiletten für völlig überflüssig. Sämtliche, und ich meine sämtliche, Geschäfte werden überall in der Wohnung verteilt. Über Wochen sind wir ausschließlich mit dem Versuch beschäftigt, die Wohnung in den Griff zu bekommen. Jeden Tag bis zu fünf Mal den Boden wischen, die Polstermöbel und Teppiche auswaschen … ich muss zugeben, die Nerven liegen blank. Als wir eines Abends nach Hause kommen und der Flur mal wieder mit Haufen und Seen bedeckt ist, bekommt mein Freund einen hysterischen Anfall und beschließt: Die Katzen kommen weg! Alle drei!

Ich bin zwar keine Katzenexpertin, aber mein Gefühl sagt mir, dass das Problem irgendwie in dem Beziehungsgeflecht der drei Mädels zu suchen ist. Ich schlage daher vor, erst einmal Chiara zu mir zu nehmen und dann abzuwarten, wie sich die Lage entwickelt.

Erstaunlicherweise hat meine bessere Hälfte keinerlei Einwände. Ein bisschen wundert es mich schon … würde ich so einfach meine Katze hergeben? Ich kann mir nicht helfen, aber unter meine heimliche Freude, dass ich Chiara mitnehmen darf, mischt sich ein leises Gefühl des Zweifels, was meine Einschätzung der Persönlichkeit meines Freundes angeht …

Ich weiß nicht, ob es daran liegt, dass ich Juristin bin, oder ob es einfach eine Vorahnung ist. Auf jeden Fall möchte ich von Chiaras Noch-Herrchen wissen, was denn wohl wäre, wenn sie sich bei mir tatsächlich wohlfühlte. Die Antwort kommt wie aus der Pistole geschossen:

»Wenn Chiara sich bei Dir einlebt und sich wohlfühlt, ist und bleibt sie Deine Katze. Egal, was mit uns sein sollte.«

Aha. Egal, was mit uns sein sollte. Okay …

Schon die Aktion, Chiara in die Transportbox zu bugsieren, treibt mir nicht nur Schweißperlen auf die Stirn, sondern auch Tränen in die Augen. Sie hat furchtbare Angst. Und ich hab jetzt schon Gewissensbisse. Tu ich das Richtige? Ich hab mal gelesen, dass man Katzen niemals alleine halten sollte. Nicht nur, dass ich sie jetzt aus ihrem Rudel reiße, nein. Ich habe nicht die geringste Ahnung von der Katzenhaltung.

Während der Autofahrt zu mir nach Hause lege ich immer wieder meine Hand auf die Transportbox, die ich auf den Beifahrersitz gestellt hab. Chiara hat sich ganz an die Box-Wand gedrückt, ihr Fell quillt durch die Schlitze. Oh Mann. Mäuschen, wir sind bald da, und dann wird alles gut.

Hoffe ich.

Innerlich stelle ich mich auf einen langen Weg ein, den ich mit diesem verschüchterten Tierchen werde gehen müssen. Mal sehen, wie viele Tage sie brauchen wird, um überhaupt diese Box zu verlassen …

Zuhause angekommen stelle ich die Transportbox erst einmal in die Küche und mache die Tür auf. Dann geh ich ins Wohnzimmer, setze mich aufs Sofa und nehme mir vor, mich in Geduld zu üben. Sie wird schon rauskommen, wenn sie so weit ist. Irgendwann.

Nach zehn Minuten traue ich meinen Augen nicht. Chiara sitzt auf der Türschwelle der Küche, die ich vom Sofa aus sehen kann, und guckt sich um. Sie muss nur noch durch den Flur, um ins Wohnzimmer zu kommen, aber sie traut sich nicht so recht.

Nach weiteren zehn Minuten krabbelt sie neben mich auf das Sofa, legt ihre Vorderpfoten auf mein Bein und bettet ihren Kopf darauf. Es kommt mir vor, als würde sie sich an mich, das einzige ihr vertraute Wesen in einer ihr unbekannten Welt, klammern.

Während ich über ihr Fell streiche, wird mir etwas klar.

Erstens: Ich wollte nie eine Katze.

Und zweitens: Diese Katze werde ich niemals wieder hergeben!

Einmal durchchecken bitte

Es ist kaum zu glauben, aber meine neue Mitbewohnerin hat innerhalb von 24 Stunden meine gesamte Wohnung besichtigt, geprüft und offensichtlich für gut befunden.

Sie weiß, an welcher Stelle des Sofas es sich am gemütlichsten liegt, den alten Kratzbaum, den ich meinem Freund aus dem Kreuz geleiert hab, hat sie in Beschlag genommen, sie erinnert sich, wo ihr Klo steht – und benutzt es auch – und natürlich hat sie sich sofort gemerkt, an welcher Stelle in der Küche ich ihren Essplatz eingerichtet hab.

Zwar zeigt Chiara auch ansonsten keine Anzeichen dafür, dass ihr irgendwas fehlt. Trotzdem packe ich sie einige Tage nach ihrer Ankunft bei mir kurzerhand ein und bringe sie zum Tierarzt, damit er sie einmal durchcheckt. Sicher ist sicher. Außerdem möchte ich mehr über die Sache mit ihren Augen wissen.

Ich komme mir vor wie eine Tierquälerin, als ich Chiara in die Transportbox verfrachte. Sie hockt wie ein Häufchen Elend darin. Mein gebetsmühlenartiges »Mäuschen, ist doch alles gut, wir sind bald wieder zuhause, der Onkel ist auch ganz lieb« scheint sie nicht sonderlich zu beruhigen. Oh Mann, ich bete inständig, dass ich nie wieder mit ihr zum Tierarzt muss, mir wird ganz elend, wenn ich sie so sehe.

Der Tierarzt ruft erst mal sämtliche Assistentinnen zusammen, nachdem ich Chiara auf seinen Behandlungstisch gesetzt hab. Auf seine Frage, ob sie artig sei, fällt mir auf, dass ich nicht die geringste Ahnung hab, ob sie lieb zu einem Tierarzt ist, oder ob das hier gleich in einem Gemetzel endet – ich war noch nie mit ihr beim Arzt.

Offensichtlich ist Chiaras Taktik so einfach wie unspektakulär: Sie kauert regungslos auf dem Tisch und macht sich ganz klein. Frei nach dem Motto: Wenn ich so tu, als wär ich gar nicht da, merkt auch keiner, dass ich da bin.

Der Arzt greift Chiara vorsichtig unter den Bauch, um sie in eine stehende Position zu bringen. Als er ihren Bauch loslässt, scheinen die Beinchen sich in Gummi zu verwandeln und sie sinkt wieder in ihre Schlummerposition.

Okay. Ich habe also eine Katze, die beim Tierarzt festgehalten werden muss. Nicht, weil sie anderenfalls brandschatzend und marodierend durch die Praxis rennen würde. Nein. Weil sie anderenfalls in ihrer Selbsthypnose einschlafen würde.

Während eine der supernetten Helferinnen meine Fellnase festhält und dabei streichelt, begutachtet der ebenso nette Doc sie vorsichtig. Chiara lässt alles regungslos über sich ergehen. Kein Fauchen, kein Kratzen, kein Beißen. Aber ich sehe ihr an, dass sie innerlich vor Angst vergeht. Mein tapferes Mädchen.

»Hier haben wir mal eine ganz ausgeprägte Form des Nystagmus.« Als er bei Chiaras Augen angekommen ist, beugen sich die Helferinnen interessiert vor. Und ich gleich mit.

Ob sie Probleme mit dem Gleichgewicht hätte, fragt er. Nö, hat sie nicht. Sie hat eigentlich überhaupt keine Probleme, wenn ich so drüber nachdenke. Es könnte einem eher selbst schwindelig werden, wenn man in ihre Augen guckt: Es sieht aus, als hätte man sämtliche Bestandteile des Auges in einen Beutel geworfen, diesen geschüttelt und dann den Inhalt in ihre Augenhöhlen gekippt – es ist nichts an der Stelle, an die es gehört. Darüber hinaus ist das Ganze dann mit einem starken und unaufhörlichen Flackern ausgestattet – bei dem Anblick kann einem schon mal schummrig werden.

Die einzige Besonderheit, die ich zu berichten weiß, ist die Beobachtung, dass für Chiara die Umrandung meiner Dusche mit ihren sagenhaften 20 Zentimetern einen Abgrund darstellt, den sie nur unter Aufbringung ihres gesamten Mutes bewältigt. Höhe ist nicht so ihr Ding. Sie klettert ohne Probleme auf ihren Kratzbaum – das mit dem wieder Herunterspringen ist so eine Sache.

Der Tierarzt meint, Chiara habe Glück, dass es keine Auswirkungen auf ihren Gleichgewichtssinn habe, er hätte jetzt mit einer ausgeprägten Ataxie gerechnet.

Da sie offensichtlich keine Ataxie hat, frage ich den Doc vorsichtshalber auch gar nicht erst, was das eigentlich ist.

Meine Sorge und mein schlechtes Gewissen, dass Chiara nun alleine, ohne Kumpels, bei mir lebt, verblassen ein wenig, als der Tierarzt mir eröffnet, dass er weder empfehlen würde, sie als Freigängerin, noch in Vergesellschaftung mit anderen Katzen zu halten.

Katzen können grausam sein. Artgenossen mit einem solchen Handicap wie Chiara es hat, werden nicht selten von den gesunden Tieren drangsaliert. Tja. Wem sagt er das.

Das Ergebnis der Untersuchung ist glücklicherweise, dass Chiara ansonsten eine kerngesunde Katze ist. Und super artig und einfach nur zuckersüß, wie mir die anwesenden Mädels versichern. Ich muss ja gestehen, dass in mir plötzlich ein unbändiger Stolz auf meine Kleine ausbricht. Meine Katze. Ich habe wirklich eine Katze.

Ein zauberhaftes kleines Wesen, das für den Rest seines Lebens auf mich angewiesen sein wird, für dessen Wohlergehen ich die Verantwortung trage. Mir wird ganz warm im Bauch. Da es mir vor den zwar netten, aber mir doch fremden Leuten etwas zu emotional vorkommt, beschränke ich mich erst mal darauf, Chiara nur im Stillen zu versprechen, dass sie sich keine Sorgen machen muss, weil ich immer gut auf sie aufpassen werde. Und dass ich sie furchtbar lieb hab.

Die Entscheidung, Chiara mit zu mir zu nehmen, war eine der besten in meinem Leben.

Als ich Chiara zuhause wieder aus ihrer gehassten Transportbox lasse, stürzt sie wie ein Irrwisch an mir vorbei und verschwindet unterm Bett. Ich glaub, da sind gleich mal ein paar Leckerlis fällig.

Aber ich bin beruhigt. Zum einen, weil sie ansonsten kerngesund ist. Zum anderen, weil sowohl meine Vermutung, dass der Unsauberkeitswettbewerb in der Wohnung meines Freundes auf die Beziehungsprobleme seiner drei vierbeinigen Mitbewohnerinnen zurückzuführen war, als auch meine Hoffnung, Chiara werde ein bisschen aufblühen, wenn sie nicht mehr von den anderen beiden gemobbt wird, nicht unbegründet waren.

Wie sich herausstellen soll, wird Letztere noch weit übertroffen werden.

Spielzeug

Seit ein paar Monaten bin ich also Katzenmama. Ob sich mein Leben verändert hat? Nun ja. Also, meine Wohnung hat sich auf jeden Fall verändert.

Die bisher noch freien Plätze meines Wohnzimmers hab ich mit Kratzbaum, Katzen-Kuschelhöhle, Katzenkissen und Knisterhöhle versehen. In der Küche steht, schön drapiert auf einer farbigen Plastikmatte, ihr Essplatz bereit.

Kaum war die kleine Dame bei mir eingezogen, hab ich die Tierhandlungen in meiner Umgebung gestürmt. Meine Brieftasche quillt über – nicht etwa, weil ich zu viel Kohle hab, aber ich hab natürlich keine Kunden- und Rabattkarte ausgelassen. Was sein muss, muss sein. Das Katzenspielzeug, das sich mittlerweile bei mir angesammelt hat, würde wahrscheinlich für die halbe Katzenbevölkerung meiner Stadt ausreichen. Doof nur, dass meine Katze nicht damit spielt.

Also, es ist nun nicht so, dass sie spielfaul wäre. Relativ schnell stelle ich fest, dass meine neue Mitbewohnerin sogar außerordentlich gerne spielt. Mit allem, was ein Kabel hat, zum Beispiel. Überhaupt steht sie auf alles, was auch nur ansatzweise schnur- oder kabelähnliche Bestandteile aufweist.

Was liegt da also näher, als eine Spielangel zu kaufen?

Tja. Die Spielangel ist schon mal ein guter Anfang. Nachdem ich ihr meine neueste Errungenschaft präsentiert hab, lässt sie sich auch tatsächlich dazu herab, den Kampf mit dem an der Schnur hängenden kleinen Stoff-Schmetterling aufzunehmen. Der arme Flattermann ist echt nicht zu beneiden; sie malträtiert ihn, was das Zeug hält.

Super. Da gibt man teures Geld für so'n Angelteil aus und nach zwei Minuten ist es kaputt. Der Schmetterling liegt, sich noch einmal aufbäumend, unter dem Wohnzimmertisch und die Schnur baumelt leise wehend am Angelstab. Seufzend lege ich die Angel erst mal auf den Tisch und sammle den Schmetterling ein.

Komisch, seitdem ich eine Katze hab, ist mein bisheriges Motto »lass liegen, das tritt sich fest« außer Kraft gesetzt. Alles, was kleiner ist als eine Spielmaus, wird sofort und umgehend vom Boden entfernt. Nicht, dass sie das noch verschluckt.

Während ich in der Küche den Mülleimerdeckel schließe, höre ich ein lautes Klackern.

Dann ein merkwürdiges Schleifgeräusch, noch mal ein Klackern, dann schleift es wieder.

Als ich im Flur ankomme, um den Geschehnissen auf den Grund zu gehen, stolziert meine kleine graue Plüschmaus mit stolzgeschwellter Brust an mir vorbei. Zwischen ihren Zähnen klemmt eine lange, schwarze Schnur, an deren Ende sich die Spielangel ihren Weg über den Boden bahnt. Es klackert noch mal, als der Stab über die Schwelle zum Schlafzimmer hoppelt, bevor sie dann aus meinem Sichtfeld verschwindet.

Im Schlafzimmer angekommen, sehe ich gerade noch, wie Chiara unter dem Bett hervorkrabbelt und sich direkt davor setzt. Ohne Spielangel. Aha.

Überflüssig (wie mir heute klar ist) zu erwähnen, dass ich unter dem Bett nicht nur die Angel, sondern daneben auch noch ungefähr achtundzwanzig Spielmäuse, mindestens vierhundert kleine Bälle, drei Stinkekissen und eine aufziehbare Plastikmaus finde. Jetzt dämmert mir auch, warum sie sich mit diesem Spielzeug nicht beschäftigt: Sie ist offensichtlich noch mehr Sammlerin als Jägerin.

Wie ich das mit der halben Kerze, dem Rest von etwas, das aussieht, als ob es mal die Verpackung von ´ner Bifi gewesen wäre, und dem halben Brötchen finden soll, weiß ich zwar nicht – aber jetzt weiß ich endlich, wo der 10-Euro Schein geblieben ist, der neulich noch auf meinem Wohnzimmertisch lag. Mein Fellklops scheint tief in sich drin irgendetwas von einem Hamster zu haben … unterm Bett hortet sie ihre Schätze. Würd mich nicht wundern, wenn ich da noch das Bernsteinzimmer finde.

Einige Jahre später wird sich dort auch die Computermaus meines Versicherungsonkels anfinden – aber das ist eine andere Geschichte …

Ich hab eine neue Angel gekauft. Mit ´nem Ball am Ende, an dem Federn dran sind. Mal sehen, wie lange die hält.

Mitten in der Nacht schrecke ich auf. Es klackert und scheppert. Und quietscht.

Ich mag es nicht, in der Wohnung geschlossene Türen zu haben. Meine Schlafzimmertür ist daher nur angelehnt – und zwar so, dass Chiara bequem durchpasst.

Tja. Chiara passt da auch durch.

Allerdings nur dann, wenn sie keinen etwa 40 cm langen Plastikstab mit Schnur und Ball mit großen Federn dran quer im Mäulchen vor sich herträgt.

Ihr Versuch, die neue Angel in ihre Schatzkammer zu verbringen, scheitert an meiner Schlafzimmertür und Chiara verleiht ihrer Empörung mit lautem Quietschen – also, das mit dem Miauen hat sie irgendwie nicht so – Ausdruck.

Ich schalte das Licht an und beobachte die Szene interessiert. Popcorn wär jetzt was Feines … das hier kann noch dauern.

Es ist wirklich faszinierend, wie dieses ehemals völlig verschüchterte, kleine Wesen hartnäckig und mit lautem Schimpfen und Zetern versucht, dieses widerspenstige und sperrige Ding irgendwie durch den Türspalt zu bugsieren. Es klingt doof, aber ich könnte heulen vor Freude darüber, wie sie sich gerade zu behaupten versucht – und wenn es nur gegenüber einer ollen Spielangel ist.

Noch während ich überlege, ob ich einfach aufstehen und die

Tür weiter aufmachen soll, fällt Chiara auf, dass es auf die altbewährte Weise am besten funktioniert. Sie hat sich den Ball an der Angel geschnappt. Ich sehe ihren kleinen plüschigen Hintern wackeln, während sie hoch konzentriert in kleinen Schritten rückwärts hopst und einfach das ganze Ding ins Schlafzimmer zieht. Es klackert noch einmal, als der Stab über die Schwelle rutscht, und dann ist es geschafft.

Stolz wie Bolle guckt mich jetzt ein … Huhn an. Ich könnt mich totlachen. Von Chiaras Kopf ist nichts zu erkennen. Stattdessen guck ich auf riesige pink-, orangefarbene und weiße Federn, zwischen denen mich zwei schielende Augen anblinzeln.

Wie bescheuert war ich eigentlich früher, als ich noch dachte, ich will keine Katze haben?! Mit einem Lächeln im Gesicht sinke ich wieder in meine Kissen, natürlich nicht, ohne ihr vorher noch eine großzügige Portion Kekse kredenzt zu haben.

Die Sache mit dem Futter

Noch so'n Ding, das ich als frischgebackene Katzenmama noch lernen muss: Das mit dem Katzenfutter ist ja schon so eine Wissenschaft für sich.

Naiv, wie ich bin, habe ich einfach die Fütterungsgewohnheiten, die ich bei meinem – mittlerweile Ex – Freund so erlebt hatte, unkommentiert und ungeprüft übernommen. Ein Fehler, wie ich nach der Lektüre unzähliger Einträge in einschlägigen Katzenforen feststelle.

Facebook ist ja schon ´ne feine Sache. Es gibt unzählige Gruppen, die sich ausschließlich mit Katzen beschäftigen, unter anderem auch mit der Rasse Britisch Kurzhaar. Da ich ja mittlerweile ebenfalls zu den »Briten-Mamas« gehöre, trete ich natürlich auch einer solchen Gruppe bei.

Tja.

Glücklicherweise gehöre ich zunächst zu den stillen Mitlesern (von denen es offensichtlich viele gibt), sodass mir der entsprechende Shitstorm erspart bleibt.

Also, Trockenfutter geht ja mal so gar nicht. Das ist tödlich für Katzen. Na ja, zumindest, wenn man den Beiträgen Glauben schenkt.

Ich gebe aber zu, dass ich ohnehin kein Freund von Trockenfutter bin. Den ganzen Tag nur Müsli, und dann auch noch ohne Milch – das wär auch nix für mich.

Bislang dachte ich allerdings, dass man mit den Futtermarken, die man so aus dem Fernsehen kennt, nix falsch machen kann.

Dachte ich. Die sind aber genauso tödlich wie Trockenfutter. Wenn nicht sogar noch schlimmer.

Ich frage mich allerdings, wie es sich diese Hersteller überhaupt leisten können, teure Fernsehwerbung zu machen, wenn ihr Futter offensichtlich giftig ist. Das kauft doch dann wohl keiner. Oder wie? Von einer gestiegenen Katzenmortalität seit der Erfindung der Fernsehwerbung hab ich jedenfalls auch noch nichts gehört …

Und nun? Wahrscheinlich hätte ich bei meinen Einkaufsorgien, was Spielzeug betrifft, doch nicht die vielen Regale mit den unterschiedlichsten Katzenfuttersorten (von denen ich früher noch nie irgendwas gehört hab) links liegen lassen sollen …

Da ich mir aber nicht nachsagen lassen will, ich würde meine Katze durch meine Fütterungsgewohnheiten umbringen wollen, fange ich also an, mich näher mit den sauteuren … äh … hochwertigen Futtermarken zu beschäftigen.

Es nervt ein bisschen, dass ich aufgrund meiner, seit einiger Zeit vorhandenen, Weitsichtigkeit nun ständig beim Shoppen meine Lesebrille bei mir haben muss.

Vielleicht hätte ich sie schon mal früher beim Einkaufen aufsetzen sollen. Ich bin doch ziemlich erschüttert, als ich die Zusammensetzung der altbekannten Futtermittel erstmals lesen kann. Mir wird langsam klar, warum die das in solch mikroskopisch kleiner Schrift auf die Packungen schreiben.

Inhaltsstoffe: Fleisch und Tierderivate (davon 4 % Ente, 4 % Huhn).

Öhm. Vier Prozent? Und woraus besteht der Rest? Und was zum Teufel sind Tierderivate? Also, wenn ich erst ein Lexikon brauche, um festzustellen, was ich meiner Katze eigentlich zu essen gebe, lass ich davon lieber die Finger.

Was bin ich eigentlich für ein Rabenfrauchen?! Wie kann ich meinem mir hilflos ausgesetzten Haustier bloß so ein minderwertiges Futter, von dem ich nicht mal weiß, was da drin ist, geben?!

Es hilft wohl nichts, ich muss erst mal ´nen Crashkurs in Katzenfutter machen. Fragen wir halt Dr. Google.

Bei meinem nächsten Besuch im Tierfachgeschäft bin ich gut vorbereitet. Bewaffnet mit Lesebrille und Spickzettel hangele ich mich an den Regalen mit dem Katzenfutter – natürlich ausschließlich Nassfutter – entlang und vergleiche die Inhaltsstoffe auf den Dosen mit meiner ›gutes Futter / böses Futter‹-Liste.

»Ist schon wieder Inventur?!«

Als ich etwa die Hälfte geschafft hab, fall ich offensichtlich auf. Zwei Mitarbeiterinnen des Ladens tuscheln mehr oder weniger unauffällig miteinander, als sie hinter mir vorbeihuschen.

»Nee … Aber sag mal, nicht, dass das so 'ne Spionagetante ist, die versucht, die Rezeptur von der Konkurrenz zu klauen. Die spinnen doch alle so'n bisschen.«

Pah. Spionagetante. Ich bin hier im Dienste meiner Katze unterwegs.

Zuhause angekommen breite ich stolz meine erstandenen Schätze aus. Chiara ahnt wohl, dass es heute Abend ein Festessen gibt, und streicht mir aufgeregt um die Beine.

Natürlich habe ich mich nicht auf eine Sorte Futter beschränkt. Die Produkte von vier verschiedenen Herstellern müssen es schon sein.

Und da es ja so viele toll klingende Sorten gibt, hab ich da auch gleich zugeschlagen. Muss ja auch ein bisschen abwechslungsreich sein, der Speiseplan.

Meinen Vorsatz als Kind, mir jeden Tag Spaghetti Bolognese zu kochen, wenn ich erwachsen bin, hab ich schließlich drei Tage nach meinem 18. Geburtstag auch aufgegeben.

Feierlich öffne ich eine Dose mit Rentier und Bergziege, 93 % Fleischanteil, mit Petersilienjus und einem Hauch Lachsaroma. Es riecht ein bisschen streng, aber sieht zumindest ziemlich … fleischig … aus.

Tataaaaa! Mit einem eleganten Schlenzer präsentiere ich Chiara das köstliche Menü in ihrem neuen Keramiknapf. Von Blechnäpfen kriegen Katzen Kinnakne. Hab ich im Internet gelernt.

Mein Fellklops begibt sich hoheitsvoll an ihre Speisetafel. Sie schnuppert. Und schnuppert. Schnuppern tut sie auch. Nachdem sie dann noch ein wenig geschnuppert hat, dreht sie sich um und fängt an, vor ihrem Fressnapf auf dem Boden zu scharren.

Also … sooo schlimm, dass man es vergraben muss, riecht es nun auch wieder nicht, finde ich.

Noch während ich grüble, was mir das nun wieder sagen soll, stolziert Madame wortlos an mir vorbei und verschwindet im Flur.

Na toll. Hat sie keinen Hunger? Aber das Frühstück ist doch schon ewig her. Mag sie es nicht? Sie hat es doch noch nicht mal probiert! Ich renne ihr mit dem Fressnapf hinterher. So einfach geb ich mich nicht geschlagen.

»Mäuschen, nun probier doch wenigstens mal!«

Ich weiß nicht, ob es an der für eine Katze vielleicht etwas unpassenden Betitelung als »Mäuschen« liegt, oder an meiner generellen Aufdringlichkeit, aber als ich ihr den Napf im Wohnzimmer unter dem Tisch direkt vor die Nase schiebe, ergreift sie die Flucht. Seufzend stell ich die Schale wieder in die Küche auf Chiaras Essplatz.

Da ich ja vorgesorgt habe, öffne ich eine andere Dose. Vielleicht mag sie ja einfach nur keine Bergziege. Wie wäre es also mit Lamm und Frühlingsgemüse mit Nudeln in einer Käsesauce, abgeschmeckt mit feiner Minze? Natürlich auch mit kalt gepresstem Distelöl.

Ich krieg Hunger.

Chiara nicht.

Da ich mich weigere, jetzt noch eine dritte Dose aufzumachen, stelle ich dieses Menü neben das erste.

Sie wird es schon essen, wenn sie wirklich Hunger hat.

Zwei Stunden später kratze ich das ausgemergelte Rentier mit der Gabel in den Mülleimer. Irgendwo hab ich doch noch so'n Schälchen mit den 4 % …

Nun gut. Ich fange am besten eine neue Liste an. Eine ›mag sie – mag sie nicht‹-Liste.

Nach ungefähr einer Woche ist die Liste voll. Zumindest in die Spalte ›mag sie nicht‹ passt nichts mehr rein. Ich will nicht übertreiben, aber man könnte sagen, dass ich nach und nach ungefähr 90 % meiner so akribisch ausgewählten Futter-Einkäufe wegwerfe.

Alle Überredungsversuche sind vergebens. Sie lässt sich weder von meinen »es wird gegessen, was auf den Tisch kommt« noch von den »andere Katzen wären froh, wenn sie so was Tolles zu essen kriegen würden, denk doch mal an die armen Straßenkatzen« Tiraden überzeugen. Selbst, als ich vorhin weinend vor ihr gekniet und ihr meinen Kontoauszug gezeigt hab, blieb sie unbeeindruckt.

Während ich gerade wieder mal knapp 2 Euro in den Mülleimer bugsiere, höre ich es hinter mir schmatzen.

Die Liste bekommt einen neuen Eintrag. In der »mag sie«-Spalte – der Einzige bisher.

Büffel, Thunfisch und Shrimps. 97 % Fleisch, kein Getreide. Ausreichend Taurin, wenig Fett, kein Zucker, hervorragende Zusammensetzung der analytischen Bestandteile und Spurenelemente.

Strike! Ich hab es geschafft! Meine Katze wird überleben! Sie mag es! Man könnte sagen, sie atmet es ein. Ich bin eben doch ein gutes Frauchen.

Überflüssig zu erwähnen, dass ich innerhalb der nächsten halben Stunde eine Monatsration von ihrem neuen Lieblingsfutter kaufe.

Zwei Tage später stehe ich abends in der Küche und kratze mit der Gabel den ausgemergelten Büffel vom Frühstück in den Mülleimer.

Manchmal bin ich so müde …

Mittlerweile habe ich mir den Versuch abgewöhnt, meiner Katze vorschreiben zu wollen, was sie zu essen hat. Sie ist halt wie ihr Frauchen: Sie isst, worauf sie Lust hat. Ich finde allerdings, dass Chiara es manchmal etwas übertreibt. Hat sie gestern Abend noch mit Heißhunger und im Rekordtempo Thunfischfilets in schmackhafter Soße verschlungen, tut sie am nächsten Morgen, wenn ich ihr das gleiche kredenze, als ob ich sie vergiften wolle.

Da es glücklicherweise die meisten Futtersorten auch in kleinen Portionen zu kaufen gibt, bin ich einfach dazu übergegangen, einen Riesenvorrat von allen möglichen Geschmacksrichtungen anzulegen. Gut, dass ich große Schränke hab.

Wenn es um Naschereien geht, ist Madame allerdings sehr großzügig mit mir und meinen Mitmenschen. Nichts, aber auch gar nichts, was ansatzweise mit Essen zu tun hat, das nicht zur offiziellen Mahlzeit gehört, wird verschmäht. Vielmehr unterscheidet Chiara hier allenfalls nach Lieblings-, Oberlieblings- und Aller-allerlieblings-Naschis.

Natürlich hab ich auch, was das Naschwerk angeht, nichts ausgelassen, um meiner kleinen Feinschmeckerin etwas Angemessenes für nebenbei zu präsentieren. Wie sich herausstellt, liebt sie diese kleinen Knuspertaschen (die, die von einem dieser Hersteller mit den Tierderivaten und den 4 % stammen). Das werde ich natürlich geheim halten, vor allem in meiner BKH-Gruppe – nicht, dass die mich doch noch rausschmeißen.

In diesen Keksen würde Chiara baden, wenn ich sie ließe.

Nach diversen unterschiedlichen Testkäufen kristallisiert sich allerdings heraus, wofür Chiara über Mäuseleichen gehen würde: Hirschkekse. Also, eigentlich sind es keine Kekse, sondern kleine Streifen getrockneten Hirschfleischs – wenn man der Packungsaufschrift Glauben schenken darf, bestehen die zu 99 % aus Hirsch.

Mit dieser Fütterungsempfehlung kann ich mich sogar in meiner Facebook-Gruppe sehen lassen.

Gleichauf mit den Hirschkeksen kommen Milchprodukte jeglicher Art, die zwar nicht unbedingt als Katzennahrung konzipiert sind, aber Chiara offensichtlich genauso gut schmecken wie mir.

Pudding. Joghurt. Grießbrei. Ich kann mich noch so sehr bemühen, aber es gelingt mir einfach nicht, eine Packung Fertig-Grießbrei so geräuscharm zu öffnen, dass Chiara es nicht hört. Nur jemand, der keine Katze hat, wird kein Verständnis dafür haben, dass es selbstverständlich Chiara ist, die den ersten Löffel dieser Leckerlichkeit abbekommt. Ihre Empörung, sollte es anders sein, nimmt in der Regel Ausmaße an, die nicht für 5 Cents komisch sind.

Hätte ich jemals geahnt, dass eine Katze es schafft, mich allein durch ihre Blicke in ein gramgebeugtes, jämmerliches Häufchen Elend, das sich wie der Welt Katzenquälerin Nummer Eins fühlt, zu verwandeln – vielleicht hätte ich damals mit meinem Freund sofort Schluss gemacht, als ich erfahren hatte, dass er gleich drei von der Sorte beherbergt.

Wie gut, dass ich es damals nicht geahnt hab.

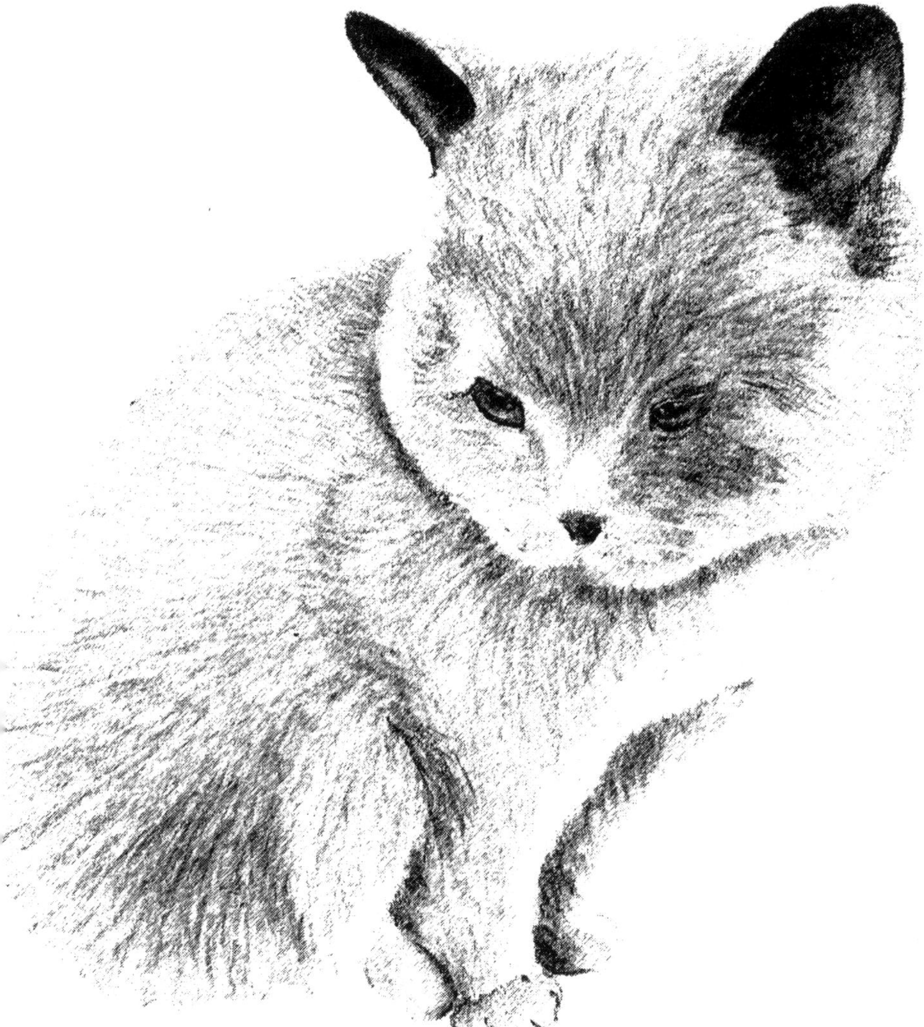

VERWANDLUNG

Wenn ich so daran zurückdenke, wie verschüchtert und ängstlich meine vierbeinige Mitbewohnerin war, als ich sie kennengelernt habe, frage ich mich so manches Mal, ob das wirklich noch dieselbe Katze von damals ist.

Ich muss allerdings zugeben, dass sich ihre Selbstbewusstseinsfindung zunächst im Wesentlichen auf ihr Verhalten mir gegenüber beschränkt. Familie, Freunde und sonstige Besucher kriegen meine Fellnase während der ersten Monate ihres Aufenthaltes bei mir nicht zu Gesicht.

Kommt mir irgendwie bekannt vor. Eigentlich warte ich nur auf die Frage, ob ich sicher bin, dass ich eine Katze hab …

In dem Moment, in dem es an der Tür klingelt, verschwindet Chiara unmittelbar im Schlafzimmer und erscheint genauso unmittelbar wieder auf der Bildfläche, sobald ich nach der Verabschiedung meines Besuches die Tür hinter ihm geschlossen hab. Und nein. Sie lässt sich nicht überlisten. Jegliche Fake-Verabschiedungen mit Tür auf und Tür zu erkennt sie sofort als solche.

Im Ergebnis sind jedenfalls alle angesichts der Gastunfreundlichkeit meiner Katze beleidigt. Allen voran meine Mutter. Meine Eltern leben in der Wohnung neben mir, haben keine Haustiere – und meine Mutter liebt Katzen. Chiara hat sie bisher nur vorbeihuschend erlebt. Im Tiefflug in Richtung Schlafzimmer.

Eines Morgens sitze ich in meiner Küche und trinke Kaffee.

Ich warte. Der Heizungsableser hat sich angekündigt. Wie üblich mit einer unglaublich konkreten Terminangabe: Heute zwischen acht und dreizehn Uhr. Na super.

Als ich gerade dabei bin, mir meinen dritten Becher Kaffee einzuschenken, klingelt es. Mit dem Becher in der Hand schlurfe ich zur Tür, um ihn hereinzulassen. Der mir altbekannte nette, aber wortkarge Mann, der seit Jahren bei mir die Heizung abliest, nickt mir kurz zu und presst sich einen Laut heraus, der sich mit viel Fantasie als »Moin!« deuten lässt. Oha … für seine Verhältnisse war das eine stürmische Begrüßung.

Wie immer beginnt er seinen Rundgang in meiner Küche, um dort, wie immer, festzustellen, dass hier gar kein Heizkörper mehr hängt.

Mit dem alljährlichen »Hhrmmmpf!« wendet er sich ab, um sein Glück im Badezimmer zu versuchen. Noch während ich dabei bin, meinen Kaffeebecher auf dem Küchentisch abzustellen, erschallt plötzlich klar und deutlich seine Stimme.

»Beißt die?!«

Wie …? Wer soll denn hier beißen? Ich folge ihm und sehe ihn im Flur mit seinem Kasten, in dem die neuen bunten Röhrchen (dieses Jahr in strahlendem Rot) aufbewahrt sind, vor der offenen Badezimmertür stehen. Ich brauche ein paar Sekunden, bis ich den Grund entdecke, der ihn am Eintreten hindert.

Auf der Türschwelle sitzt eine Katze. Ich kann es kaum glauben, aber es ist meine. Chiara hat sich offensichtlich dazu entschlossen, von nun an auch die Mitmenschen ihrer Dosenöffnerin an ihrem neuen Leben teilhaben zu lassen und sich zur ersten Kontaktaufnahme mit der Außenwelt den Heizungsableser ausgesucht. Das darf meine Mutter nie erfahren!

»Nein, die beißt nicht.« Zumindest hoffe ich, dass Chiara nicht dazu neigt, Heizungsableser zu beißen. Heizungsableser gehören neben Tierärzten zu den Berufsgruppen, zu denen ich keinerlei Erfahrungsschatz beitragen kann, was Chiaras Verhalten beim Erstkontakt betrifft.

Meine Katze enttäuscht meine Erwartungen nicht. Der Heizungsonkel steigt kurzerhand über sie hinweg, ohne dass sie über ihn herfällt. Dafür findet sie ganz augenscheinlich den Kasten, in dem die kleinen Röhrchen vor sich hin klirren, als er ihn auf dem Boden absetzt, hoch interessant.

Als wäre es für sie das Normalste der Welt, stapft sie dem Onkel hinterher, hebt ihre Pfote und macht Anstalten, die Röhrchen neu sortieren zu wollen. Und wieder kann ich nur staunen, als der nette, aber wortkarge Mann sich meiner schüchternen, ängstlichen Katze zuwendet, ihr über den Kopf streicht und mit säuselnder Stimme mitteilt, dass sie doch die lustigen, kleinen Glasdingerchen mal nicht durcheinanderbringen soll, weil der Onkel dann ja gar nicht mehr seine Arbeit richtig machen kann und er der Mama dann gar nicht sagen kann, wie viel sie denn so geheizt hat.

»Und das möchte die kleine Schielemielemieze doch nicht, oder? Du Süße, du …« Erneut wuschelt er ihr auf dem Kopf rum.

Öhm. Okay.

Unnötig zu erwähnen, dass Chiara ihm auch in die übrigen Räume folgt. Fast werde ich ein bisschen eifersüchtig, weil ich mich geradezu dazwischenwerfen muss, damit sie ihm nicht in den Hausflur hinterherläuft, als er mit seiner Arbeit fertig ist und ich ihm die Wohnungstür öffne.

»Tschüss dann, wir sehen uns spätestens in einem Jahr wieder. Drücken wir mal die Daumen, dass die nächste Heizperiode nicht so kalt wird. Also der letzte Winter, das war ja … also wirklich … Also, ich wundere mich ja, dass Sie trotzdem so wenig verbraucht haben.«

Ja. Ich wundere mich auch. Zwar weniger über meine Heizgewohnheiten als über alles andere, aber ich wundere mich.

»Tschüss«, sag ich und schließe die Tür hinter ihm. Chiara sitzt auf der Türschwelle zum Schlafzimmer und guckt mich an. Irgendwie hab ich das Gefühl, dass mein weiteres Leben mit meiner kleinen Samtpfote alles andere als langweilig werden wird.

Schüchtern ist Chiara immer noch. Fremden gegenüber. Eigentlich. Allerdings beschleicht mich der Verdacht, dass das schlichtweg nur noch ´ne Masche von ihr ist. Irgendjemand muss ihr mal gesteckt haben, dass einem, wenn man auf schüchternes kleines Kätzchen macht, die Leckerlis nur so zufliegen. So als Eisbrecher und so. Zur Not hilft es auch dabei, sich irgendwelche tollen Schätze zu beschaffen. Oder es dient schlichtweg nur dem Zweck, einfach nur mal ein bisschen Unsinn anzustellen.

Ich hab ja insgeheim ihre Kumpels aus der Facebook-Gruppe in Verdacht. Weiß ich, was sie so treibt, während ich arbeite, um das Geld für ihren Lebensunterhalt zu verdienen? Der Laptop steht schließlich immer auf dem Wohnzimmertisch… Und wenn ich so drüber nachdenke, hab ich sie schon das eine oder andere Mal erwischt, wie sie schnell vom Tisch gesprungen ist, als ich zur Tür reinkam …

Fakt ist jedenfalls, dass sich meine Zaubermaus während der letzten Monate von einem verschreckten Nervenbündel in eine vorwitzige kleine Katzendame entwickelt hat.

Ich werde es dennoch nicht müde, jedem – ob er's nun wissen will oder nicht – zu erzählen, dass meine Katze Fremden gegenüber eher zurückhaltend und schüchtern ist, aber auf jeden Fall immer total artig. Das stimmt auch. Also meistens jedenfalls. Na ja, es gibt halt Ausnahmen.

Komisch nur, dass diese Ausnahmen immer dann auftreten, wenn es sich bei den fremden Leuten um solche handelt, die sich als Haustier maximal einen Goldfisch und den auch nur im Gartenteich vorstellen können …

Schon eine Minute, bevor es an meiner Wohnungstür klingelt, steht meine kleine Fellnase im Flur und starrt die Tür an. Ihr Hals sieht aus wie der einer Giraffe mit S-Kurve, auf ihre kleinen Öhrchen könnte ich Käsewürfel aufspießen und der Kopf wedelt mit dem Schwanz von links nach rechts um die Wette.

Ein untrügliches Zeichen dafür, dass Besuch naht.

Eigentlich pflegt Chiara unmittelbar nach dem Klingeln schnurstracks in Richtung Schlafzimmer zu verschwinden, auf der Türschwelle eine halbe Drehung mit Vollbremsung hinzulegen und sich dort erst einmal hinzusetzen. Erst mal gucken, wer da so kommt. Und wehe, der bringt keinen Keks mit, dann geht es ab unters Bett. Schmollen.

Eigentlich.

Als der Versicherungsonkel, der sich für heute angemeldet hat, vor meiner Tür steht, reicht er mir die Hand und guckt dann etwas irritiert auf meine Füße. Ich folge seinem Blick. Chiara sitzt akkurat und hochartig neben mir auf dem Boden und blinzelt den vornehmen Schlipsträger an. Angesichts der leicht zur Seite geneigten Öhrchen überlege ich kurz, ob ich sie lieber selbst ins Schlafzimmer verfrachte, aber den Spaß guck ich mir erst mal an …

»Oh«, sagt der Typ. »Sie haben eine Katze … Die guckt ja so … äh … Was … äh … was hat die denn mit den Augen?«

»Nix«, sag ich. »Sie schielt halt nur und – keine Sorge, sie ist Fremden gegenüber eher zurückhaltend. Aber total artig.«

Wie er mir mitteilt, sind Katzen ja mal so gar nicht seine Sache. Die sind hinterhältig, bei denen weiß man nie. Und wenn die dann auch noch so merkwürdig gucken, also, das ist ihm ja mehr als suspekt.

Super. Ein Tierfreund. Ich freu mich.

Da Chiara keinerlei Anstalten macht, sich von ihrem Platz zu bewegen, muss er sich an ihr vorbeischlängeln. Es amüsiert mich schon ein bisschen, dass er hierbei mit dem einen Arm seine komische unförmige Tasche fast unters Kinn presst, mit der anderen

Hand seine Laptoptasche hochhält und an Chiara vorbeistakst, als befände sich mein Flur in den Everglades.

Ich biete ihm einen Platz am Esstisch an und er lässt sich erleichtert auf den Stuhl sinken.

»Nein, nein, eine Katzenhaarallergie habe ich nicht«, beantwortet er meine diesbezügliche Nachfrage. »Aber ich bin ja generell nicht so für Haustiere, der ganze Dreck und so«, meint er und klopft sich energisch seine Hosenbeine ab, um die Haare, die sich möglicherweise durch Windausbreitung darauf niedergelassen haben könnten, zu entfernen. Als ich frage, ob ich Desinfektionsmittel, den Staubsauger und die Fusselrolle holen soll, zupft er noch mal prüfend an seinem Anzugärmel und stellt dabei wohl fest, dass er noch nicht allzu kontaminiert ist.

»Nein, das ist nicht nötig, wir können dann anfangen. Es wäre bloß schön, wenn das Tier vielleicht nicht unbedingt hier so rumläuft. Ich bin ja nicht so für Haustiere, aber jedem das Seine.«

Ich guck Chiara an, die sich mittlerweile in der Tür niedergelassen hat und der Konversation interessiert gefolgt ist. Nun ja.

Ich weiß schon, warum ich mich so ungern mit Versicherungen beschäftige. Es ist voll langweilig. Und der Typ erst. Während er vollends in den Tiefen seines Laptops aufgeht und irgendetwas vor sich hin erzählt, beschließt mein Fellklops, dass es an der Zeit ist, sich diese komische Tasche hinter seinem Stuhl mal genauer anzusehen. Nicht, dass da vielleicht doch Kekse oder andere Leckerlichkeiten drin sind.

Chiara krabbelt nie in Taschen. Eigentlich.

Der Giraffenhals kommt wieder zum Einsatz. Offensichtlich baldowert sie gerade aus, wie man da wohl reinkommen könnte. Es dauert ungefähr 10 Sekunden, bis ich nur noch ihren kleinen puscheligen Hintern aus der Tasche rausgucken sehe. Dem Schwanzzucken zufolge hat sie interessante Entdeckungen gemacht. Müsste ich jetzt nicht eigentlich …? Nö. Manchmal muss man den Dingen einfach mal seinen Lauf lassen.

»Wär das nicht etwas für Sie?« Ähm … was? Oh je, ich hab nicht aufgepasst. Ich brummle vor mich hin von wegen, das hab ich noch nicht so ganz verstanden, das müsse er mir noch mal näher erläutern, und er fängt geduldig seinen Vortrag von vorn an.

»Sie lieben Ihren Job, oder?« Irgendwie hab ich das Gefühl, dass ich die diversen, von Chiara ausgelösten, Hintergrundgeräusche ein bisschen übertönen muss.

Die Tasche bewegt sich. Nicht viel, aber ich seh ab und zu mal hier und da eine Ausbeulung an der Seite. Chiara ist mittlerweile ganz in dem Ding verschwunden und kramt vor sich hin.

Ich frag mich ein bisschen besorgt, was ich mache, wenn der Onkel fertig ist und sie noch in der Tasche hockt.

Als ich ihn schließlich frage, ob er erkältet sei, bringt ihn das etwas aus dem Konzept.

»Was? Nein, ich bin nicht erkältet. Wieso fragen Sie, höre ich mich verschnupft an?«

Hm. Na ja. Chiaras Kopf lugt aus der Tasche. Das Bonbonpapier über ihrem Ohr sieht aus wie das von einem Hustenbonbon. Es beißt sich farblich etwas mit dem pinkfarbenen Notiz-Zettel, der ihr an der Stirn klebt und quer über ihr rechtes Auge ragt. Was die weißen Fussel angeht, die an ihren Schnurrhaaren hängen, bin ich mir über deren Herkunft noch nicht ganz schlüssig …

»Sie können es sich ja noch überlegen, welche Variante Sie bevorzugen. Ich lasse Ihnen die Unterlagen hier und dann melden Sie sich bei mir.« Der Versicherungsonkel ist fertig. Ich hab nicht den geringsten Schimmer, welche Variante ich bevorzuge, aber ich weiß, welches Spielzeug meine Katze bevorzugt: Alles, was mit einem dünnen Band oder Kabel ausgestattet ist.

»Ach, so eine hatte ich auch mal, nur in Rot«, sag ich zu dem Typen, als Chiara triumphierend mit ihrer Beute aus der Tasche hopst. Die kleine blaue Computermaus hoppelt über den Teppich hinter Chiara her, die sich das daran hängende Kabel geschnappt hat und nun auf der Flucht ist. Unters Bett, könnte ich schwören.

Ich sammle das Bonbonpapier auf, die einzige Spur, die sie hinterlassen hat, und reiche es dem Versicherungsonkel, der schon wieder nervös an seinen Klamotten rumklopft.

»Tja«, sag ich. »Also, Ihre Maus kriegen wir schon wieder, Sie müssten sich nur mal hier hinstellen und aufpassen, dass sie nicht an Ihnen vorbeiläuft, wenn ich sie unter dem Bett rausscheuche. Einfach hinhocken und die Arme ausbreiten. Sie springt höchstens an Ihnen hoch, das macht aber nichts. Sie dürfen nur nicht versuchen, sie festhalten zu wollen, das findet sie echt nicht so toll, aber ich hab sonst auch Pflaster hier. Ansonsten ist sie eigentlich immer ganz artig.«

Komisch. Seine Maus will er grad nicht wieder haben, die holt er beim nächsten Mal ab.

Kaum habe ich die Wohnungstür hinter ihm geschlossen, steht meine kleine Plüschmaus vor mir. Mit einer Unschuldsmiene, wie sie im Buche steht. Ich schnappe mir Chiara und vergrabe meine Nase in ihrem Fell. Und es kitzelt in meiner Nase. Die einen nennen es Katzenfell. Die anderen BKH-Glitzer.

Der eine Tag

Also, dass meine Katze anders ist als andere, war mir schon immer klar. Aber so manchmal frag ich mich …

An 364 Tagen im Jahr ist sie – bis auf einige klitzekleine Ausnahmen – das bravste, artigste und unschuldigste Katzenmädchen der Welt. Den Nonsens spart sie sich für einen Tag im Jahr auf. Und der ist offensichtlich heute.

Ich sitze auf dem Sofa. Chiara liegt neben mir, das linke Bein lässig über der Sofakante hängend, die Öhrchen zur Seite gestellt, die schielenden Augen leicht zusammengekniffen. Wäre ich etwas aufmerksamer, würde mir die zuckende Schwanzspitze auffallen. Spätestens das ist ein untrügliches Zeichen für das sich anbahnende alljährliche Spektakel.

Selbst schuld.

Als sie sich erhebt, sich gähnend streckt, vom Sofa hüpft und dann gemäßigten Schrittes den Raum verlässt, schöpfe ich noch keinen Verdacht. Kommt ja schließlich öfter vor. Also, dass sie den Raum verlässt … dass sie dabei das Ladekabel für mein Handy mitnimmt, nicht.

Ein lauter Knall lässt mich zusammenfahren. Der Stecker des Ladekabels wollte wohl nicht unter der halb offen stehenden Wohnzimmertür durchpassen. Da mein kleiner Fellklops in Sachen Beutesicherung äußerst hartnäckig ist, hat ihr beharrliches Zerren am Kabel dazu geführt, dass die Tür zugekracht ist.

Ich öffne die Tür wieder, schiebe die abgesplitterten Lackfetzen unauffällig zur Seite und sammle mein Kabel wieder ein. Beim Blick um die Ecke sehe ich Chiara in der Küche über ihre leere Futterschüssel gebeugt stehen. Sie schaut auf und guckt mich mit dem War-was-Frauchen?-Ich-hab-Hunger-Blick an.

Nachdem ich mich wieder auf meinem Sofa eingefunden hab, schnappe ich mir erst mal das Buch, das schon seit Längerem darauf wartet, von mir verschlungen zu werden. Irgendwann bilde ich mir ein, dass neben dem Geräusch, das der Geschirrspüler in der Küche macht, noch irgendwas anderes ist. So'n Rascheln. Ich halte inne und lausche. Nee, da ist nix.

Doch. Es raschelt - und scheppert!

Da ich die Vorliebe meiner kleinen Eintags-Randalörin für alles, was knistert, kenne, pflege ich meinen Gelben Sack (wenn ich, wie fast immer, zu faul bin, ihn sofort rauszustellen, wenn er voll ist) auf einen Stuhl zu legen. Chiara springt nicht auf Stühle. Der Sack ist also sicher. Theoretisch. Wenn allerdings dieses tolle Band, mit dem das Teil zusammengebunden wird, zufällig so runterhängt, dass es einem direkt vor den Augen baumelt, ja dann …

Selbst schuld.

Volltreffer und versenkt. Der Gelbe Sack liegt auf dem Boden, kaputt natürlich, die leeren Katzenfutterdosen, Milchpackungen und sonstiges Zeugs liegen unkoordiniert verteilt in der Küche. Die Einzige, die äußerst koordiniert vorgeht, ist meine Katze: Kopfüber in dem Müllberg vergraben und hoch konzentriert nach irgendwelchen verwertbaren Schätzen suchend, bahnt sie sich ihren Weg.

Als mir eine leere Dose Thunfisch entgegenschleudert, finde ich, dass es Zeit für ein energisches Räuspern ist.

Sie ist hoch beeindruckt. Das seh ich an ihrem War-was-Frauchen?-Ich-hab-Hunger-Blick.

Wie gut, dass mein Sofa so bequem ist. Ein bisschen Erholung brauch ich jetzt auch, nach dem Geschrubbe. Irgendwas aus dem Küchendesaster war wohl nicht so bekömmlich, das wollte unbedingt wieder raus.

Ich frag mich, wer Chiara mal erzählt hat, dass, wenn man sich denn mal übergeben muss, die Türschwelle, und zwar genau am

Übergang zwischen Türschwelle und dem sich angrenzenden Laminat, der perfekte Ort ist. Ich fürchte, so langsam wird es Zeit, neue Leisten für die Übergänge zu besorgen. Ohne Rillen.

Als ich mich nach meiner Erholungspause auf dem Sofa zur Nachtruhe begebe, bin ich froh, dass mein Bett auch sehr bequem ist, man schläft echt gut darin.

Ich liege am Strand, irgendwo in der Karibik, mein Daiquiri steht in Reichweite, von einer Heerschar gut aussehender Herren umringt, die sich darum streiten, wer mir als erstes seinen Lieblingssong vorsingen darf (was habt Ihr denn gedacht?). Einer stupst mich an den Arm.

Ich verbitte mir dieses Gestupse und verlange, mir stattdessen noch einen Cocktail zu reichen.

Es stupst weiter. Was denn?!

Beim nächsten Stupsen werde ich wach. Grummelnd öffne ich die Augen … und erstarre!

Ein Alien!

Ich hab beim Wiedereinräumen des Gelben Sacks wohl die leere Pizzakäsetüte übersehen, die muss irgendwie unter den Tisch gefallen sein. Chiara hat sie gefunden.

Ich sollte zukünftig die Packung komplett öffnen und nicht nur halb aufreißen …

Bei ihren Erkundungen, ob da nicht doch irgendwo noch ein vergessener Käsestreifen zu finden ist, hat sie ihren Kopf in die Packung gesteckt – und nicht wieder rausbekommen.

Nun sitzt sie neben meinem Kopfkissen mit der Pizzakäsetüte auf dem Kopf. Unter der Mindesthaltbarkeitsangabe schimmert Ihr Mama-mach-das-weg-Blick durch.

Nachdem ich sie von dem Ding befreit, ihr noch einen Käsekrümel vom Kopf gewischt und die Küche nach weiteren unheilvollen Dingen abgesucht hab, schnapp ich mir meinen kleinen Terrorklops und knuddel sie erst einmal.

Mein Blick fällt dabei in mein Wohnzimmer.

Das Bild, das über ihrem Kratzbaum hängt … äh … hing, war sowieso hässlich. Gut, dass es keinen Glasrahmen hatte. Morgen dekorier ich um.

Und besorge erst mal neue Katzenkekse.

Zeit für Sport

Natürlich kann man ein Leben ohne Katze führen. Es wäre nur völlig sinnlos.

Irgendjemand Berühmtes hat so was in der Art mal im Zusammenhang mit Hunden gesagt – aber was für Hunde gilt – gleiches Recht für alle.

Heute ist Weltkatzentag, hab ich mir sagen lassen. Jetzt weiß ich auch, warum Chiara mich schon den ganzen Tag so vorwurfsvoll angeguckt hat: Ich hatte ihr noch keinen Weltkatzentags-Keks zukommen lassen. Ich versichere ihr, dass für mich sowieso jeder Tag Weltkatzentag ist. Man könnte sogar sagen, für mich ist jeder Tag Weltchiaratag. So, wie für jemand anderen Weltbaloutag, Weltkatjatag, Weltbellotag … die Liste ist endlos.

Chiara sieht das offensichtlich nicht ganz so theatralisch wie ich. Nachdem ich ihr schuldbewusst eine Packung von einer ziemlich eklig aussehenden – aber offensichtlich todesleckeren - braunen Matsche aufgemacht und weltkatzentagsangemessen kredenzt hab, verschwindet sie, noch schmatzend, in ihrer Kratzbaumhöhle und macht ein Nickerchen.

Hm. Wie jetzt, das war's? Ich dachte, wir zelebrieren den Tag heut noch so richtig. Das ist jetzt aber irgendwie ein bisschen unspektakulär. Etwas feiern könnte Madam ja schon mit mir. Als ich mich vor mich hinschmollend aufs Sofa begebe, höre ich ein Schnarchen aus dem Kratzbaum.

Pöh. Bitte. Dann guck ich jetzt eben fern. Wenn ich mich nicht irre, sind doch grad die Olympischen Spiele. Ich beschließe, dass mir ein bisschen körperliche Ertüchtigung ganz guttun würde, und schalte den Fernseher ein.

Während ich mit den Schwimmern mitpaddle und schon beim

Zugucken Atemnot bekomme, fängt plötzlich der Kratzbaum an zu vibrieren. Eh ich's mich versehe, schießt etwas Graues, Plüschiges aus der Höhle, donnert quer durch mein Wohnzimmer und verschwindet im Flur.

In der Küche scheppert irgendwas. Aus den Augenwinkeln seh ich das graue, plüschige Etwas wieder durch den Flur schießen, dieses Mal in Richtung Schlafzimmer. Es folgt ein lautes Maunzen, und da, im Wahnsinnstempo galoppiert Chiara zurück ins Wohnzimmer, schlägt gekonnt einen doppelten Haken, um sich dann in einem exzellenten Aufschwung auf den Sessel zu stürzen. Nebenbei werden noch die Spielmaus, das Katzenkissen und mein rechter Knöchel mit einem gezielten Pfoten-Abklatscher bedacht.

Sie liegt gut in der Zeit.

Der Abgang vom Sessel ist nicht ganz sauber, die Spannung in der rechten Hinterpfote ist nur suboptimal, aber das macht sie wieder wett, als sie in … äh … eleganten Schwüngen etwa acht Mal um den Wohnzimmertisch schleudert, um sich dann mit einem letzten, kraftvollen Schwung auf die oberste Plattform des Kratzbaums zu manövrieren.

Wenn das keine super B-Note wird.

Hm. Als sie da oben sitzt und den Applaus der tosenden Menge genießt, fällt ihr wieder ein, dass sie es eigentlich ziemlich doof findet, ganz da oben zu sitzen. Sie kommt da nämlich nicht wieder runter. Aufgrund ihres Augenfehlers hat sie es nicht so mit der Höhe. Rauf – kein Problem. Aber runter …?

Unruhig wie ein Tiger im Käfig zappelt sie am Plattformrand rum.

Da ich den Kratzbaum genau aus diesem Grund unmittelbar neben meinem Sofa platziert hab, könnte sie eigentlich mit einem kurzen Satz direkt auf die Sofalehne springen. Aber da wir heute bei den Olympischen Spielen sind, wächst Chiara über sich hinaus und strebt nach einer neuen persönlichen Bestleistung.

Auf der anderen Seite des Kratzbaumes steht der Sessel, direkt vorm Fenster. An dem meine Vorhangschals hängen. Nichts Dolles, aber ganz hübsch, wie ich finde. Die Entfernung zur Sessellehne dürfte allerdings so etwa anderthalb Meter betragen.

Ich überlege, ob ich Chiara auf ihren derzeitigen Trainingszustand und die doch etwas kurze Vorbereitungszeit auf diesen Wettbewerb hinweisen soll, aber die Athletin setzt schon zum Sprung an.

Hatte ich schon erwähnt, dass ich meine Vorhänge eigentlich ganz hübsch finde? Sie hätte es fast geschafft. Der Sessel war schon in Reichweite der Pfoten, aber irgendwie wollte ihr Hintern offensichtlich mehr der Schwerkraft folgen als Chiaras ausgetüftelter Flugbahn. Immerhin gelingt es ihr, die Sache nicht durch einen kompletten Sturz vom Gerät zu versemmeln, sondern blitzschnell eine Alternativübung einzubauen.

Tja. Nun hängt sie da. In meinem Vorhang. Wäre ich jetzt in einem romantischeren Thema, würde ich wahrscheinlich sagen, dass sie dabei sanft im Wind hin und her schwingt.

Bin ich aber nicht.

Sie hängt im Stoff wie ein nasser Sack.

Während ich mich noch nicht ganz entscheiden kann, ob ich lachen oder schimpfen soll, folgt Chiaras Hintern hartnäckig seinem Ziel nach unten. Genauso wie die drei Risse in meinem Vorhang. Völlig gelassen, man könnte sogar sagen in stoischer Ruhe, lässt sich Chiara nach unten rutschen und säbelt dabei fein säuberlich mit ihren Krallen meine Fensterdekoration in Streifen.

Ich hoffe, sie entdeckt diesen Weg jetzt nicht für sich als dauerhafte Alternative zur Sofalehne.

Als meine kleine Sportlerin wieder alle vier Pfoten auf dem Boden abgesetzt hat, schreitet sie würdevoll an mir vorbei in Richtung Badezimmer. Zum Katzenklo. Mir schwant, dass ihr von ihrer eigenen Waghalsigkeit schlecht geworden ist. Da die typischen Pumpgeräusche allerdings ziemlich schnell einsetzen, schätze ich, dass sie es nicht mehr bis zum Klo geschafft hat.

Es scheppert. Die Zierkappe der Vorhangstange hat sich verabschiedet. Das kunstvoll geschmiedete Blatt schlägt auf meinem Wandregal auf und trifft den Kerzenständer aus Kristallglas, den meine Eltern mir aus dem Urlaub mitgebracht haben.

Während ich die Leiste an der Türschwelle mit einer Monatspackung Küchentücher und Reinigungsmitteln säubere, die Überreste des Kerzenständers vom Boden fege (das Loch im Laminat kann ich überdecken, wenn ich den Teppich ein wenig weiter in Richtung Fenster schiebe), überleg ich, ob ich den linken Vorhang einfach mit dem rechten austausche. Vielleicht hat sie ja noch einen weiteren Wettkampf. Und die nächste Olympiade kommt bestimmt.

Als mein Wohnzimmer wieder vorzeigbar ist, hüpft Chiara aufs Sofa und rollt sich ein.

Was soll ich machen? Es ist Weltkatzentag. Weltchiaratag. Wir zelebrieren ihn. Jeden Tag.

Chiara renoviert

Mein Wohnzimmer bedarf dringend einer Renovierung. Ein Blick an die Zimmerdecke sagt mir, dass ich das mit dem nochmaligen Überstreichen der dort befindlichen Tapete lieber bleiben lassen sollte. Ich fürchte, die gefühlt dreiundzwanzigste Schicht Farbe wird dazu führen, dass die gesamte Geschichte der Schwerkraft folgt. Es hilft also nichts: Die Decke muss ich abhängen.

Mangels anderweitiger Abstellmöglichkeiten stellt sich noch ein weiteres Problem: Ich kann das Zimmer nicht leer räumen. Okay. Plan B. Den ganzen Kram so eng wie möglich zusammenstellen, Plastikfolie drüber und dann das Ganze je nach Bedarf hin- und herschieben.

Neben dem Umstand, dass ich schon bei dem Gedanken an den mir bevorstehenden Kraftakt Schweißausbrüche kriege, fällt mir auf, dass da noch eine klitzekleine Frage zu klären wäre:

Was mach ich mit dem Thron der Hausherrin? Der Kratzbaum ist ihr höchstpersönlicher, unantastbarer Herrschaftsbereich. Und er steht in der Wohnzimmerecke.

Es soll ja Katzen geben, die äußerst ungehalten auf Veränderungen in ihrem häuslichen Umfeld reagieren.

Kaum hängt anstelle des grünen Handtuchs ein roter Bademantel am Haken, treten die kleinen Monster in den Hungerstreik. Und wenn erst einmal die Fußmatte im Flur ausgetauscht wurde, weil sie den ständigen Angriffen der Schmutzschuhe erlegen ist: Zack! Die neue Matte ziert vom ersten Tag an ein wunderhübsches Häufchen, das eigentlich in der Katzentoilette besser aufgehoben wäre.

Tja, sie sind schon sehr sensibel, die Kleinen.

Da mir ja sehr an ihrem Seelenheil gelegen ist, bitte ich Chiara zum Gespräch.

Ich kann mir nicht helfen, aber irgendwie hab ich den Eindruck, dass ihr ziemlich egal ist, was ich so von mir gebe von wegen ›ist ja nur für ´ne Übergangszeit, das wird nachher total schön, der Kratzbaum wirkt nachher viel größer und überhaupt‹ …

Offensichtlich ist sie jetzt schon beleidigt. Ich bin noch nicht fertig mit meiner Vorab-Abbitte, da stolziert sie aus dem Raum und verschwindet im Schlafzimmer.

Na super. Das sind ja tolle Voraussetzungen.

Nachdem ich den kurz aufblitzenden Gedanken, die ganze Renovierung abzublasen, trotzig verworfen habe, geht es an die Umsetzung. Innerhalb weniger Stunden befindet sich mein gesamtes Wohnzimmerinventar mittig im Raum aufgehäuft. Der Kratzbaum … tja … der befindet sich in abgespeckter Version am Rande des Möbelhaufens.

Eine große Platte unten, ein Stamm, eine Höhle, noch ein Stamm und dann eine Liegefläche oben drauf, das muss für die nächsten Tage reichen. Wenigstens sieht sie dann, dass ich das Teil nicht entsorgt hab.

Vorsorglich wird er auch nicht mit der Plastikfolie bedeckt, schließlich soll Madamchen zumindest die Möglichkeit haben, ihren Mini-Thron einzunehmen. Man weiß ja nie, vielleicht gibt ihr das ja ein kleines bisschen das Gefühl, dass noch nicht alles verloren ist.

Ich gehe in die Küche, um vorsichtshalber schon mal Eimer und Wischlappen bereit zu machen – für den Fall der Fälle.

Als ich ins Wohnzimmer zurückkehre, liegt Chiara auf der Liegefläche des Kratzbaums, ein Bein lässig über den Rand geschlenzt, und putzt sich.

Okay …

Noch etwas misstrauisch beginne ich, die Tapete von den Wänden zu kratzen. Millimeterweise. Seufzend schnappe ich mir den Wassereimer, den ich eigentlich für die erwarteten, nennen wir sie mal Protestaktionen, von Chiara bereitgestellt hatte, und klatsche das Wasser an die Wände. Das wird mal eine mühsame Angelegenheit.

Etwa drei Stunden später ist neben mir ein beachtlicher Haufen mit Tapetenresten angewachsen. Als mein Blick drauf fällt, hab ich das Gefühl, dass mit dem Haufen irgendetwas nicht stimmt. Er bewegt sich. Er lebt!

Wo ist eigentlich meine Katze?

Der Schein trügt nicht. Meine kleine Fellnase hat beschlossen, sich diesen ominösen Haufen mal von der Nähe anzusehen. Und dabei offensichtlich festgestellt, dass es sich hervorragend in einem Riesenberg nasser, klebriger Tapetenreste aufhalten lässt. Aus dem Berg guckt etwas Rundes, Pelziges raus. Könnte ihr Kopf sein, wenn ich das schielende Etwas unter dem Tapetenfetzen richtig als ihr Auge identifiziere.

Nachdem ich meine kleine Helferin von dem Matschkram befreit habe, mache ich mich weiter ans Werk.

Während ich so vor mich hin kratze, höre ich es plötzlich scheppern. Der abgespeckte und unbefestigte Kratzbaum ist ganz offenbar nur suboptimal hinsichtlich seiner Standhaftigkeit. Chiara ist draufgeklettert – und wohl etwas zu ungestüm auf der Plattform umhergehopst. Gerade noch sehe ich, wie das Ding sich zur Seite neigt, mitsamt meinem Fellklops umfällt und auf den Boden kracht.

Panisch lass ich meinen Spachtel fallen und stürze mich auf meine Katze. Ich nehme sie auf den Arm und kontrolliere erst mal, ob alles noch dran ist. Puh, ist noch mal gut gegangen! Ich schimpfe auf mich, auf den doofen Kratzbaum und auf überhaupt alles und drücke meinen Schatz an mich.

Als ich mich daran mache, den Kratzbaum aus dem Raum zu schleppen, springt Chiara drauf und klammert sich an den Sisalstamm. Hhm. Na gut, ich lass ihn hier, dann muss ich halt besser aufpassen.

Während ich wieder so vor mich hin kratze, höre ich es plötzlich scheppern …

Auch dieses Mal ist nichts passiert.

Als ich das dritte Mal den Kratzbaum wieder aufstelle, könnte ich schwören, dass Chiara grinst.

Ich drehe mich um und tu so, als würde ich mich der Wand widmen, und schiele hinter meinen Rücken. Der kleine Terrorklops hüpft auf das wackelnde Teil, zerrt mit den Krallen an dem Ding rum, der Baum kippt und Madame springt – ich könnte schwören: juchzend! – parallel zu dem Baum zu Boden.

Was soll denn das?! Die springt doch sonst nicht von Sachen, die höher als 20 Zentimeter sind!

Während ich sie energisch zur Rechenschaft ziehe, steht sie vor mir. Die Öhrchen flach zur Seite geneigt, der Schwanz wedelt von links nach rechts. Meine Moralpredigt scheint Eindruck zu machen, sie dreht sich um und verschwindet.

Im Tapetenhaufen.

Morgen kommt Paps rüber und fängt mit der Wohnzimmerdecke an. Da mein Bärchen offensichtlich das Ganze als spannenden Spielplatz betrachtet, könnte das mit dem Renovieren etwas länger dauern.

Manchmal wünschte ich, ich würde mehr auf meine Vorahnungen hören.

Chiara schmollt. Ich bin ein Rabenfrauchen. Es würde mich nicht wundern, wenn gleich jemand vom Tierschutzverein an der Tür klingelt und mich verhaftet.

Angesichts des Umstandes, dass sich meine Wohnung in einem Vier-Parteien-Haus befindet und es sich bei einem der Mitbewohner um einen relativ imposanten und, wie ich befürchte, katzeninkompatiblen Riesen-Schäferhund handelt, achte ich penibel darauf, dass Chiara nicht durch die offene Wohnungstür entschlüpfen kann.

Da sich mein Paps aber geweigert hat, bei jeder Rigipsplatte die Tür auf- und hinter sich wieder zuzumachen, nachdem er sie vom Parkplatz draußen in den ersten Stock geschleppt hat, hab ich meine kleine Fellnase kurzfristig im Schlafzimmer eingesperrt.

Unnötig zu erwähnen, dass sie das nicht für fünf Cents komisch findet.

Nun hockt sie auf dem Stapel Rigipsplatten und guckt mich nicht mit dem Allerwertesten an. Nicht mal den von mir angereichten Versöhnungskeks will sie haben. Na gut, damit muss ich erst mal leben.

Ich hatte eigentlich erwartet, dass sich Chiara zumindest in der Zeit, in der mein Vater die Holzlatten und die Platten unter die Decke prügelt, ohnehin unterm Bett aufhalten wird. Das ist schließlich nicht gerade die leiseste Angelegenheit.

Weit gefehlt.

Während sie früher schon in Panik geraten ist, wenn ich mit einer vollgepackten Einkaufstüte in die Wohnung kam, lassen sie heute solch Kleinigkeiten wie Leitern, Bohrmaschinen und Kreissägen völlig kalt. Und ich stelle immer wieder fest, dass meine Eltern noch größere Weicheier in Bezug auf meine Katze sind als ich.

Auf meine Frage, warum wir denn jetzt nicht mal langsam die erste Rigipsplatte anschrauben können, guckt mein Vater mich völlig empört an. Ob ich nicht sehe, dass Chiara da drauf sitzt.

Doch. Seh ich. Ich geh aber davon aus, dass sich das ändern lässt. Katze hochheben, sich zur Seite drehen, Katze absetzen wär so ’ne Maßnahme, die mir einfiele.

Aber nein, mein herzallerliebster Paps findet, dass das viel zu süß ist, wie sie da sitzt – und guck mal, nun legt sie sich auch noch hin. Er kann ja erst mal was anderes machen, er wollte sowieso mal kurz was besorgen. Und schwupp – weg ist er.

In dem Moment, in dem die Wohnungstür hinter ihm zuschlägt, hüpft Chiara vom Rigips-Stapel, streckt sich genüsslich und springt auf den Interims-Kratzbaum. Es scheppert. Nachdem ich den Baum wieder aufgestellt hab, mach ich mir erst mal einen Kaffee.

Mir tun die Arme weh. Während Paps auf der Leiter steht und die Platte über seinen Kopf bugsiert, stehe ich am Boden mit einer dieser praktischen Teleskop-Stützen und versuche, die Platte unter der Decke zu fixieren. Meine Güte, ist das Teil schwer. Vom Hochgucken tut mir schon das Genick weh.

»Äh …« Papa meldet sich zu Wort. »Ist das so richtig, was Chiara da macht …?«

Mühsam versuche ich, mich umzudrehen und nach Chiara zu sehen, ohne dass mir die Platte auf den Kopf fällt. Als ich sehe, was ich sehe, rutscht mir fast die Stütze aus der Hand.

Nein. Das ist so nicht richtig.

Meinem bezaubernden, kleinen, plüschigen und furchtbar neugierigem Katzenmonsterchen ist offensichtlich langweilig auf ihrem Mini-Kratzbaum geworden und sie hat beschlossen, diese komische Plastik-Folien-Welt um sich herum mal genauer unter die Lupe zu nehmen. Wo das Zeug doch auch so schön raschelt unter den Pfoten!

Doof ist nur, dass ich die Folie unter anderem über Sessel und Schrankteil gelegt hab. Noch doofer ist, dass dazwischen der niedrige Wohnzimmertisch steht, die Folie dazwischen schwebt sozusagen ein ganzes Stück über dem Nichts. Am Oberdoofsten ist allerdings, dass ich die Folie auf dem Schrank mit einem meiner Blumentöpfe beschwert hab. Damit sie nicht runter rutscht.

Noch bevor ich mit meiner Überlegung, ob der Blumentopf wohl so pummelige vier Kilo Fell ausgleichen kann, zu einem Ergebnis komme, hebt Chiara, die sich irgendwie auf die Sesselkante manövriert hat, eine Pfote und patscht die Folie an. Na super, auf die Idee, die Folie erst mal auf ihre Tragfähigkeit zu überprüfen, ist sie zumindest auch schon gekommen. Ich fürchte nur, ihr Prüfungsergebnis fällt anders aus als meins …

»Chiaaaaaraaaa …?!« Da ich mich grad irgendwie nicht von der Stelle bewegen kann, bleibt mir nur, die Sache mit ihr auszudiskutieren. Und die Ruhe zu bewahren.

»Gehst du da mal ruuuunteeer?!«

Nö. Geht sie nicht. Komisch … Immer, wenn ich mich um einen

strengen Tonfall ihr gegenüber bemühe, hab ich den Eindruck, dass sie mich noch weniger ernst nimmt als sonst.

Ihr Körper beugt sich nach unten und macht Anstalten, ihrer Pfote zu folgen…

»Chiara!! Gehst du da runter!!«

Paps' wohlgemeinter Hinweis, dass es ja vielleicht nicht ganz so gut wäre, wenn sie da auf die Folie geht, da fällt doch alles runter, macht es jetzt auch nicht wirklich besser. Hallo?! Entweder kracht uns diese olle Rigipsplatte runter – und damit wahrscheinlich mir auf den Kopf - oder meine Fellmaus veranstaltet hier gleich ein Intermezzo!

»Chiara! Runter da! Aus! Sitz! Platz! Weg da! Pfoooooten weg!«

Im ersten Moment ist mir nicht ganz klar, woher das Krachen genau kommt. Bis ich dann feststelle: von überall.

Mein Paps steht auf der Leiter und fegt kommentarlos mit der Hand die Rigipskrümel von der Bruchkante und seinem Blaumann weg.

»Na ja«, sagt er, während er noch ein paar Staubreste wegpustet. »Ein Drittel der Platte ist schon mal an der Decke.«

Ich schiebe die restlichen zwei Drittel, die auf mir gelandet sind, zur Seite und versuche, mich vom Boden aufzurappeln. Es piekst in meiner rechten Hand, als ich mich beim Aufstehen damit in den Überresten des Blumentopfes abstütze. Schade eigentlich. Das war einer meiner besseren Übertöpfe … Hab ich eigentlich irgendwo noch Plastikfolie rumliegen?

Chiara liegt auf dem Kratzbaum und putzt sich.

Ich frag mich, wieso ich unbedingt mein Wohnzimmer renovieren musste. Das hätte doch auch noch ein paar Jahre gehalten. So, wie es aussieht, muss ich nach dem Renovieren erst mal renovieren.

Und ich frag mich noch was:

Was wird meine kleine entzückende Renovierungshelferin wohl sagen, wenn ich ihr mit sofortiger Wirkung einen Platzverweis, das Wohnzimmer betreffend, ausspreche?

Für den Rest des Tages jedenfalls ist mir der Tierschutzverein schnuppe: Das Fellmonster ist ausgesperrt.

Auch hier dürfte es unnötig sein, zu erwähnen, dass ich dafür am Abend, als ich auf dem mit Folie abgedeckten Sofa sitze, mit Missachtung gestraft werde.

Super. Ich schätze mal, dass wir noch ungefähr drei Tage brauchen werden, bis wir fertig sind.

Ich glaub, ich muss morgen mal den Tierfutterladen plündern. So ’ne extra Portion Katzenpudding kann nie schaden …

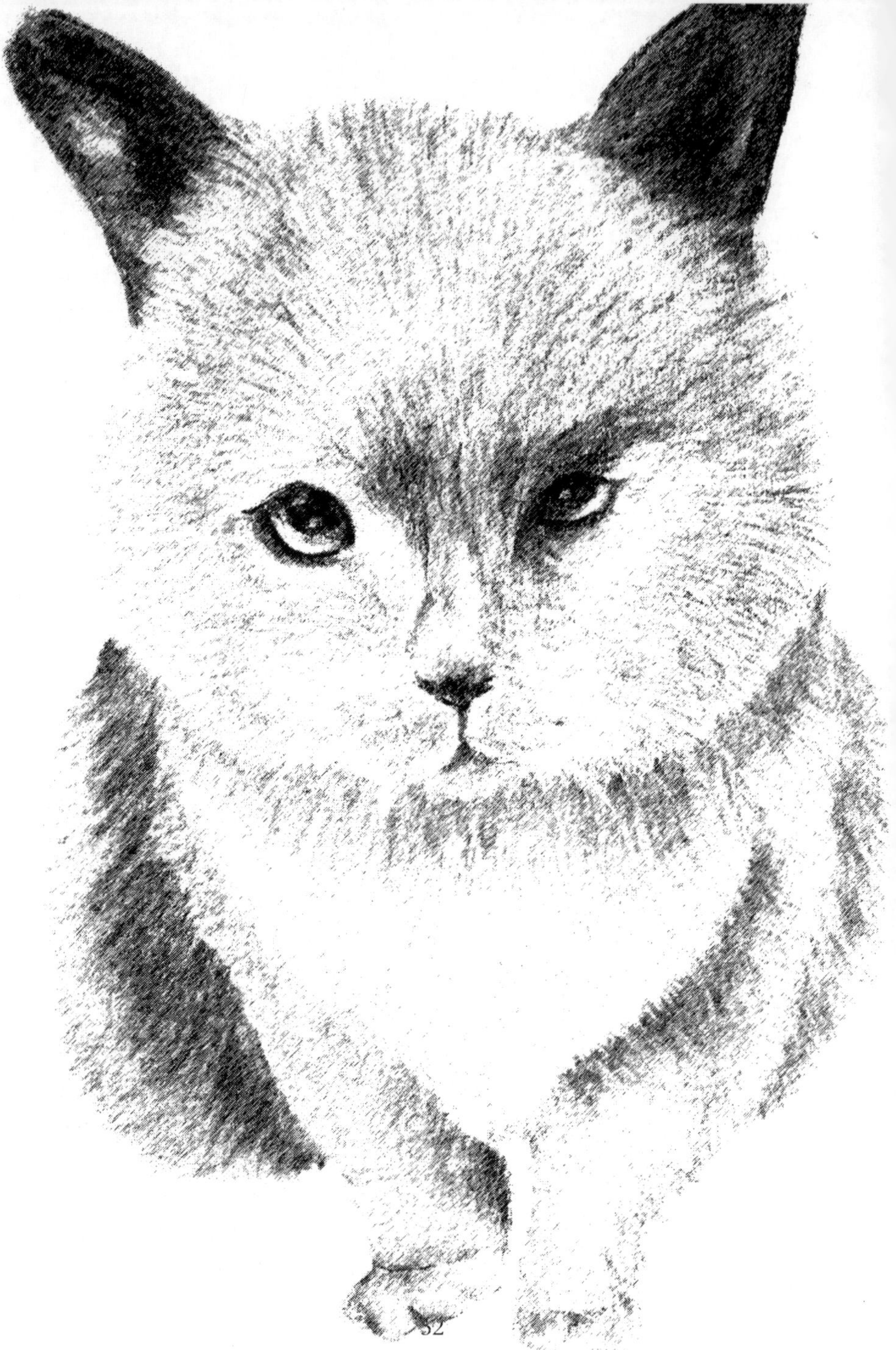

Rituale

Ich muss zugeben, dass es Dinge gibt, die ich mir eigentlich langsam mal angewöhnen sollte. Regelmäßig aufräumen zum Beispiel. Oder weniger essen. Wenn ich es so recht überlege, wäre es auch nicht schlecht, wenn ich mal damit anfinge, meine Schmutzwäsche nicht so lange auf den Sessel im Schlafzimmer aufzutürmen, bis der Sessel nicht mehr sichtbar ist.

Rituale. Meine Mama sagt immer, man solle manche Dinge, die man doof findet, einfach zu einem Ritual machen, man denkt nicht mehr darüber nach, sondern macht einfach.

Mir fällt allerdings auf, dass ich offenbar zu faul bin, derartige Rituale in mein tägliches Leben einzuführen. Ja, ich würde fast sagen, ich bin ritualresistent. Zumindest, was mich angeht.

Erstaunlicherweise gilt das nicht für die Belange meiner Katze.

Während ich es nicht schaffe, meinen Kaffeebecher nach dem Gebrauch sofort in die Geschirrspülmaschine zu stellen, sondern frühestens eine Woche später, stehe ich mindestens zweimal am Tag an der Spüle, um Madamchens Keramikfressnapf mit der Hand sorgsamst zu schrubben und auszuwaschen.

Es kann durchaus passieren, dass ich nachts um halb drei aus dem Bett stürze, weil mir einfällt, dass ich das Katzenklo am Abend nicht sauber gemacht hab. Komisch.

Mein Kühlschrank ist meistens … na ja … ziemlich leer. Einkaufen wird halt überbewertet. Mein wichtigstes Utensil ist die Milch für'n Kaffee; wenn die fehlt, hab ich schlechte Laune. Trotzdem ist es keine Seltenheit, dass ich meinen Kaffee schwarz trinken muss. Hhm … wenn man halt morgens feststellt, dass die Milchpackung leer ist, aber auch das Katzenfutter zur Neige geht und die Kekse für meine Prinzessin alle sind, dann muss man Prioritäten setzen. Also gedanklich und hirn- und erinnerungstechnisch.

Ich hab mich schon das eine oder andere Mal gefragt, wie es wohl schmeckt, wenn man Katzenpudding in den Kaffee kippt...

Ich könnte – und sollte – eigentlich vollkommen unproblematisch morgens, wenn ich das Haus verlasse, regelmäßig gleich den Mülleimer auf seine Aufnahmefähigkeit prüfen und ihn im Zweifelsfalle gleich mit runter nehmen und in die Tonne drücken.

Könnte ich. Theoretisch. Praktisch sieht das ganz anders aus. Viel zu anstrengend.

Komischerweise finde ich es nicht anstrengend, morgens, nachdem ich die Wohnung schon verlassen habe, noch mal panisch in die Wohnung zurückzustürzen und zu prüfen, ob ich auch alle Fenster zugemacht hab. Und ob alle Steckdosenleisten, in denen irgendwelche Stromkabel stecken, am Hauptschalter ausgemacht sind. Und um auch noch mal zu kontrollieren, ob mein kleines Fellknäuel auch wirklich ihr Frühstück aufgegessen hat. Sicherheitshalber wird der Futternapf dann noch mal ein bisschen aufgefüllt. Nicht, dass sie Hunger leiden muss. Hab ich sie auch schon genug geknuddelt heute Morgen und ihr gesagt, dass sie die tollste Katze auf der Welt ist?

Meine Mama sagt immer: Kind, wenn du am Abend, bevor du ins Bett gehst, gleich den Wohnzimmertisch aufräumst, das gebrauchte Geschirr in die Küche bringst und in den Geschirrspüler stellst und vor allem die gewaschene Wäsche gleich bügelst und in den Schrank räumst, dann freust du dich am nächsten Morgen, dass deine Wohnung schön aufgeräumt ist.

Mama, ich hab Dich auch lieb.

Für so was hab ich abends gar keine Zeit. Da muss ich nämlich ein viel wichtigeres Ritual abhalten, ein ganz neues, das sich Chiara ausgedacht hat: das Tischrennen.

Chiara weiß die Anzeichen dafür, dass es Zeit für die Nachtruhe ist, mittlerweile sehr gut zu deuten. Wann immer ich meinen angestammten Platz auf dem Sofa verlasse, etwa um mir aus der Küche was zu trinken zu holen, stapft sie mir hinterher. Könnt ja sein, dass ich zufällig die Keksdose in der Küche ein Stück aufmache. Da sie aber offensichtlich in der Lage ist, Gedanken zu lesen, weiß sie ganz genau, wann ich aufstehe, um ins Schlafzimmer zu gehen, um dort das Fenster zuzumachen. Wenn ich so drüber nachdenke: Im Schlafzimmer zu lüften, bevor ich ins Bett gehe, ist das einzige Ritual, das ich mir ganz allein beigebracht hab.

Auch heute Abend wiederholt sich unser tägliches Spektakel.

Während ich ins Schlafzimmer marschiere, wärmt sich mein kleiner Fellklops schon mal auf. Es wird sich gedehnt und gestreckt und die Startposition eingenommen.

Als Chiara mir dann hinter dem Wohnzimmertisch, auf dem Boden kauernd und mit den kleinen plüschigen Hintern wackelnd, auflauert, bin ich natürlich völlig ahnungslos.

Da ich ja zufällig noch einmal ins Wohnzimmer zurückkehren muss, um dort den Fernseher und das Licht auszuschalten, schießt sie, während ich den Tisch passiere, aus ihrem Versteck, stürzt sich auf meinen Fuß und haut mit der Pfote drauf, nur, um dann einmal um den Tisch zu rennen und sich sofort wieder in ihre Lauerposition zu begeben.

Natürlich muss ich den Weg wieder zurückgehen, um herauszufinden, von welcher gefährlichen Bestie ich gerade angefallen wurde.

Im Ergebnis rennen wir mehr oder weniger noch ’ne Viertelstunde vor dem Tisch auf und ab, während Chiara ihre Runden um denselbigen dreht, und spielen Fangen.

Der Typ, der unter mir wohnt, geht glücklicherweise auch meistens so spät ins Bett wie ich …

Da ich, seit Chiara hier herrscht, ohnehin nichts mehr zu sagen habe, bestimmt sie auch, wann das Rennen beendet ist. Unnötig zu erwähnen, dass sie immer gewinnt. Irgendwann biegt sie in der Kurve ab und donnert in Richtung Schlafzimmer.

Diese Gelegenheit nutze ich, um mich ins Bad zu begeben und mich bettfertig zu machen.

Im Schlafzimmer erwartet mich meine kleine Maus, neben meinem Kopfkissen sitzend. Auch das gehört zum Tischrennen: die Siegerehrung – mit dem Siegerkeks.

Im Zuge der sich anschließenden Siegesfeier tobt Chiara noch eine Weile in der Wohnung rum, sammelt nicht gerade wortkarg all ihr Spielzeug zusammen und legt es mir vors Bett. Na ja, zumindest das Spielzeug, das noch nicht unter dem Bett liegt.

Als es dann ruhig wird, weiß ich, dass sie sich auf das Sofa begeben und zur Ruhe gelegt hat. Wie immer schläft sie auch diese ganze Nacht durch und wird erst wieder wach durch meine Schmerzensschreie am Morgen, als ich aus dem Bett steige und barfuß direkt auf irgendeine Spielzeugmaus trete.

Während die erste Amtshandlung von Nicht-Katzenbesitzern am Morgen wahrscheinlich der Gang unter die Dusche ist, widme ich meine Aufmerksamkeit zu allererst dem Umstand, dass das Spielzeug meiner Katze natürlich morgens wieder fein säuberlich ins Wohnzimmer, in ihre Spielecke, zurückgeräumt wird. Ordnung muss sein.

Hhmm. Haustiere leisten einen wertvollen Beitrag zur Erziehung, hab ich mal irgendwo gelesen. Mein Haustier hat mich ziemlich eindrucksvoll erzogen. Zumindest, was ihr Wohlergehen angeht – ob mein Schmutzwäsche- oder mein Geschirrberg sich in unendliche Höhen ausdehnen, ist ihr ziemlich egal.

Aber das ist mir auch egal. Ich würde für meine kleine Zaubermaus alles tun, bis zum Mond laufen und zurück, und das tausendmal und jeden Tag, wenn es sein muss. Was scheren mich da Geschirr- und Wäscheberge?

Meine kleine Plüschmaus hat mir tatsächlich etwas sehr Wichtiges beigebracht:

Es ist sinnvoll und unerlässlich, für das eigene Leben Verantwortung zu übernehmen. Verantwortlich zu sein für ein anderes

Leben, ob Mensch oder Tier, ist eine große Aufgabe, die im ersten Moment schwierig und manchmal unlösbar erscheint.

Aber wenn man sie ernst nimmt: Dann ist es eine der erfüllendsten Aufgaben, die sich einem im Leben stellen.

Dann ist es eines der bereicherndsten Dinge, die man tut.

Dann ist es … Freude.

Tierarzt ist doof

Es gibt Dinge, die finden Chiara und ich gleichermaßen doof. Eines davon ist der Besuch beim Tierarzt.

Als ich eines Tages von der Arbeit nach Hause komme und das tägliche Begrüßungsritual mit meinem Fellklops zelebriere, fällt mir auf, dass ihre Öhrchen ganz schwarz sind. Ich bin entsetzt – war das heute Morgen schon?! Oder gestern?! Das kommt doch nicht von jetzt auf gleich!

Bei näherer Betrachtung stelle ich fest, dass beide Ohren von innen mit einer nicht näher definierbaren, dunklen Masse bedeckt sind. Wenn ich so darüber nachdenke, muss ich zugeben, dass sie sich in der letzten Zeit öfter mal an den Ohren gekratzt hat.

Ich bin das personifizierte schlechte Gewissen, ich bin ein Rabenfrauchen, meine Katze leidet und ich merke es nicht! Sofort werfe ich mich wieder in meine Jacke und Chiara in die Transportbox. Also, soweit man bei Letzterem von »werfen« reden kann. Sagen wir mal so: Ich habe es ausgenutzt, als sie sich mit ihrer kleinen Extra-Keks-Ration in Sicherheit gewogen hat, sie einfach geschnappt und in die Box bugsiert.

Da es draußen winterlich kalt ist, wickle ich vorsichtshalber noch meinen halben Deckenvorrat um die Kiste. Als ich mein kostbares Paket im Auto verstaut hab, reiß ich erst mal die Heizung auf – gut, dass der Motor noch warm ist.

Hhmm … Kriegt sie überhaupt noch Luft unter den Decken? Soll ich sie lieber wieder auspacken? Ich mein, die Autofahrt sollte sie schon irgendwie überleben. Also, die ganze lange Fahrt.

Der Tierarzt ist etwa 1000 Meter Luftlinie von mir zuhause entfernt. Hey, das dauert mindestens 2 Minuten, bis ich da bin – da steht immerhin eine Ampel auf dem Weg!

Ich beschließe, dass Chiara diese Fahrt schon schaffen wird. Bei mir bin ich da nicht so sicher. Aus dem WEG ihr Sonntagsfahrer! Was schert mich die Ampel – meine Katze ist krank! Im Wartezimmer schiele ich durch die Decken zu Chiara in die Kiste. Meine arme Maus kauert in der äußersten Ecke und macht sich ganz winzig klein.

Ich hasse mich dafür, dass ich ihr das antun muss, aber es nützt ja nix.

Mir gegenüber sitzt ein junges Pärchen. Die beiden sehen ziemlich unglücklich aus. Neben ihnen steht eine Transportbox, wie ich sie auch habe. Leer.

Da das Wartezimmer ziemlich klein ist, kann ich die leise Unterhaltung der beiden verfolgen.

»Ich hatte gedacht, dass er ihr einfach ein Medikament geben kann … Dass es sich jetzt entscheidet, ob wir sie überhaupt wieder kriegen oder ob es das jetzt war …«

Der Rest geht in einem Schluchzen unter.

Oh Gott. Bitte nicht. Bitte lass den Arzt den beiden ihr Tierchen gleich putzmunter wieder in die Arme legen. Ich muss mich schwer beherrschen, um nicht mit den beiden mitzuheulen.

Ich war, was Tiere angeht, schon immer nah am Wasser gebaut. Seitdem ich Chiara habe, wohne ich im See.

Eine gefühlte Ewigkeit sitze ich da, umklammere Chiaras Box, hoffe und bange innerlich mit den beiden mit und versuche krampfhaft, nicht daran zu denken, was wäre, wenn mit meiner kleinen Maus. Wieso hab ich grad heute keine Taschentücher dabei?

»Chiara Schneider!«

Etwas tränenblind wanke ich mit meiner Schatzkiste unter dem Arm in das Behandlungszimmer.

»Na, na, so schlimm wird es hoffentlich nicht sein? Lassen Sie mich doch erst mal nachsehen, was der Kleinen fehlt.« Der Tierarzt tätschelt mir tröstend die Schulter.

»Sie hat schmutzige Ohren«, schniefe ich und komm mir dabei schon irgendwie ein bisschen albern vor.

Ich stelle die Box auf den Behandlungstisch und pflücke meine kleine Maus aus ihrer Ecke. Wie beim letzten Mal – glücklicherweise kann ich die bisherigen Tierarztbesuche locker an einer Hand abzählen - lässt sich Chiara ohne Gegenwehr auf den Tisch setzen und sinkt dort in sich zusammen, um in eine Schockstarre zu verfallen. Ganz verloren sieht sie aus auf dem großen Tisch.

Bei diesem Anblick könnte ich schon wieder anfangen, zu heulen.

Da ich aber froh bin, dass sie nicht zu den Katzen gehört, die ein Gemetzel im Behandlungszimmer veranstalten, reiß ich mich jetzt einfach mal zusammen.

Offensichtlich bin nicht nur ich froh. Sowohl der Tierarzt als auch seine Helferin sind äußerst angetan von meinem schielenden kleinen Fellklops.

Nachdem der Onkel mit den weißen Klamotten sich ihre Ohren genauer angesehen hat – was Chiara nicht soooo toll findet – eröffnet er mir, dass sie eine saftige Ohrenentzündung hat.

Dass er sich dann erst mal der gründlichen Reinigung ihrer Ohren widmet, findet Chiara nun mal überhaupt gar nicht mehr witzig. Sie knurrt! Ich wusste gar nicht, dass sie solche Geräusche machen kann.

Aber sie lässt sowohl die Reinigungsprozedur als auch die Ohrentropfen, die sie jetzt bekommt, tapfer über sich ergehen. Keine Kratz- und Beißanfälle, keine Szene.

»Eine tolle Katze haben Sie da.« Der Tierarzt freut sich offensichtlich auch, dass er mit heiler Haut davongekommen ist. Die Kratzer an seinen Armen lassen erahnen, dass das nicht unbedingt selbstverständlich ist.

Ohrentropfen soll ich ihr geben, einmal am Tag, und dann nach zwei Wochen wieder kommen.

Erleichtert greife ich Chiara, um sie wieder in ihre Box zu setzen.

Der Tisch ist scheinbar irgendwie gummiert. Chiaras Beine auch:

Sie werden immer länger. Nachdem ich ihre Krallen einzeln und fein säuberlich aus der Tischoberfläche gepult hab, verfrachte ich sie wieder in die Box.

Auf dem Weg nach draußen begegnet mir das Pärchen aus dem Wartezimmer. Aus der Box, die der Typ in der Hand hält, blinzeln zwei Augen heraus. Katzenaugen.

»Wird alles gut?!« Ich muss es einfach fragen.

Sie lächelt mich an. »Es sieht so aus. Mit einem bisschen Glück kriegen wir es in den Griff. Daumen drücken …«

Das werd ich. Alle Daumen, die ich habe.

Etwa eine halbe Stunde, nachdem wir wieder zuhause angekommen sind, lässt sich Chiara dazu herab, mich wieder wahrzunehmen. Sogar einen Keks darf ich ihr geben. Ihrem Blick nach muss ich mir allerdings für den Folgebesuch beim Tierarzt in zwei Wochen schon mal was Besonderes einfallen lassen. Mit ´nem schnöden Keks komm ich da nicht weit.

Einfach einen erbsengroßen Tropfen in die Gehörgänge, geht ganz einfach. Hat der Tierarzt gesagt.

Jo. Voll einfach. Wenn ich Tierarzt bin, eine nette Assistentin hab, die die Katze festhält und … ich nicht ich bin, ja, dann ist das voll einfach.

Da ich aber ich bin, stellt sich die ganze Geschichte als etwas schwieriger heraus. Am nächsten Abend will ich Chiara pflichtbewusst ihre Medizin in die Ohren träufeln. Einfach nur jeweils einen erbsengroßen Tropfen. Kann ja nicht so schwer sein.

Nachdem sich Chiara nach meinen Versuchen, mich mit der Tropfenflasche ihren Ohren zu nähern, gebärdet, als würde ich einen Angriff auf ihr Leben starten, bin ich etwas ratlos. Wie soll ich denn diesen kleinen Irrwisch mit einem Arm festhalten, um sie am Weglaufen zu hindern, und sie gleichzeitig dazu bewegen, ihren Kopf stillzuhalten und mir ihre Lauscher entgegenzustrecken?!

Man könnte meinen, ich hätte ´ne Schildkröte gefangen – fixieren geht ja noch, ich klemme mir Chiara einfach unter den Arm, aber sobald meine Hand mit dem Fläschchen zum Einsatz kommen will: Schwupp. Weg ist der Kopf.

Nach einer gefühlten Stunde bin ich schweißgebadet. Die Tropfenmenge in Ihrem Ohr beläuft sich auf ziemlich genau Null. Von meinem Pulli und meinem Auge rede ich lieber nicht.

So wird das nix. Ich brauche Verstärkung.

Meine Mama stopft Chiara erst einmal ein paar Kekse in den Rachen und schnappt sich dann die Patientin. Auf Mamas Arm gelingt es mir dann endlich, mir ihren Kopf zu greifen und zur Tat zu schreiten.

Ein Tropfen. In jedes Ohr.

Wieso hat mich keiner vorgewarnt?! Chiara, die es normalerweise ablehnt, länger als eine Minute auf dem Arm zu bleiben, klammert sich in Schockstarre an meine Mutter.

Wie guckt die denn bitte jetzt?! Die Augen sind halb geschlossen, die Ohren hängen zur Seite, ein Beagle würde neidisch werden.

Das Leiden Christi persönlich, wie passend, so kurz vor Weihnachten! Was hab ich getan? Sie kauert sich in Mamas Arm und wartet offensichtlich darauf, dass es jetzt und unmittelbar mit ihr zu Ende geht.

Und das Spiel soll ich jetzt zwei Wochen lang durchziehen. Na super, das kann ja was werden.

Wie gut, dass es diese super BKH-Gruppe im Internet gibt. Die Antworten auf meine verzweifelte Nachfrage, ob ich die Einzige bin, die eine Katze hat, die mit dem Leben abschließt, wenn sie Ohrentropfen bekommt, beruhigen mich ungemein. Ich bin nicht alleine!

Nachdem ich Chiara gesagt hab, dass sie – und ich - überleben werden, ist sie etwas aufgetaut. Aber vorsichtshalber will sie offensichtlich noch so viele Kekse und Katzenpudding mitnehmen, wie es geht. Sicher ist sicher.

Während der nächsten drei Tage wiederholt sich dieses Trauerspiel. Am vierten Tag beschließe ich, dass ich jetzt mal versuchen werde, die ganze Sache etwas unaufgeregter anzugehen.

Erst mal unauffällig die Medizin holen.

Chiara liegt auf dem Kratzbaum und schläft. Die Gelegenheit ist günstig. Ich ziehe meine Schuhe aus und schleiche lautlos auf meinen Socken über das Laminat in Richtung Küche. Da steht sie. Die Flasche. Neben den achthundert Tüten mit Leckerlis jeglicher Art. Irgendwie hatte ich mir eingebildet, wenn ich das Ding dahin stelle, verbindet sie es mit etwas Schönem. Na ja. Es war ein Versuch.

Vorsichtig, um ja nicht an eine der knisternden Tüten zu kommen, fische ich das Fläschchen aus dem Regal. Ich halte den Atem an und lausche. Nix zu hören, jetzt nur noch unauffällig wieder zurück ins Wohnzimmer.

Langsam wende ich mich vom Regal ab, um … »Maaaauuuuu!«

Ich bin ihr auf die Pfote getreten. Gut, dass ich nur auf Socken unterwegs bin.

Es will mir nicht in den Kopf, wie ich selbst nach mittlerweile Jahren des Zusammenlebens mit einer Katze immer noch auf die Idee komme, in dieser Wohnung auch nur irgendwas veranstalten zu können, ohne dass sie es kontrolliert.

Hat ja super geklappt, das mit der Unaufgeregtheit.

Nachdem ich die letzten beiden Stunden damit verbracht habe, ihre wunde Pfote zu pusten und mich mit Keksen bei ihr einzuschmeicheln, sind die Wogen wieder geglättet.

Das Fläschchen steht auf dem Wohnzimmertisch.

Kurzentschlossen schraub ich das Ding auf und zitiere Chiara zu mir. Offensichtlich in Erwartung einer weiteren Handvoll Trostkekse hüpft sie zu mir aufs Sofa. Ich fasse sie an den Kopf, drehe das eine Ohr zu mir und träufle vorschriftsmäßig einen erbsengroßen Tropfen rein. Zweites Ohr, gleiches Spiel. Chiara schüttelt den Kopf, setzt sich hin und blinzelt mich an. Siehste, Frauchen, geht doch ganz einfach.

Öhm.

Muss ich das jetzt verstehen?

Drei Tage ein riesen Theater; mit Leidensmiene und gramgebeugt zog sie sich für Stunden, in denen ich jede Sekunde mit einem Drohanruf vom Tierschutzverein gerechnet habe, zurück und tat so, als hätte ihr letztes Stündlein geschlagen – und jetzt das?!

Auch die weiteren Tage 5 bis 14 verlaufen, zumindest was die Medizinverabreichung betrifft, unspektakulär, ich möchte sogar behaupten: reibungslos.

Meine Keksvorräte schmelzen während dieser Zeit merklich zusammen, bei Chiaras Bauch ist eher das Gegenteil der Fall. Mama war ein bisschen beleidigt, weil sie nun keinen Grund mehr hatte, das kleine Keksmonster an ihr Omaherz zu pressen, aber nachdem ich ihr einen Trostkuchen gebacken hab, konnte ich mich auch bei ihr wieder einschmeicheln.

Kekse … äh … Liebe geht nicht nur bei Katzen durch den Magen.

Chiara und ich mögen Weihnachten. Ich, weil ich zumindest ein paar Tage im Jahr ruhigen Gewissens auf der faulen Haut liegen kann. Chiara, weil … na ja, weil Weihnachten ist, halt. Und weil sich die Äste vom Tannenbaum so toll biegen, wenn man am Kabel der Lichterkette zerrt.

Es ist Heiligabend. Meine Wohnung sieht aus, wie eine Wohnung eben so aussieht, wenn man über etwa 364 Tage im Jahr nur die nötigsten Hausarbeiten erledigt hat. Mir scheint, es ist mal wieder dringend nötig, die Ärmel hochzukrempeln, sonst gibt es nichts vom Weihnachtsmann.

Bis zur Bescherung bei meinen Eltern heute Abend ist daher noch viel zu tun. Also: erst mal ausschlafen!

Als ich mich so gegen halb elf aus dem Bett schwinge, meinen obligatorischen Schmerzensschrei von mir gebe, weil ich auf die Spielzeugmaus getreten bin, die Chiara mir jede Nacht vors Bett legt – neben dem kleinen grünen Ball, den Resten des zusammengeknüllten Papierballes, ihrer Spielangel ohne Schmetterling, dem Plüschwürfel und diverser anderer Dinge, von denen sie meint, dass ich mich darüber freuen könnte - sitzt Madame schon mit vorwurfsvollem Blick in der Schlafzimmertür.

Sie sieht etwas zerzaust aus, auf dem Kopf. Besonders um die Ohren rum. Die Ohrenentzündung haben wir noch nicht ganz überstanden und die Ohrentropfen sind offensichtlich nicht besonders frisurfreundlich. Chiara putzt sich derzeit sehr akribisch die Ohren, was es allerdings auch nicht besser macht, sondern eher dazu führt, dass sich das Fell dort in kleinen verwegenen Löckchen kringelt. Jetzt sitzt meine zerzauste Maus mit knurrendem Magen vor mir und fordert ihr Heiligabend-Frühstück ein.

»Komm, Locke«, sag ich. »Gehen wir mal in die Küche und gucken, was die so hergibt.«

So. Katze abgefüttert, ich abgeduscht, der Kaffee dampft im Becher, es kann losgehen.

Nachdem ich die letzten Einkäufe erledigt und meine Wohnung in einen Zustand versetzt hab, den wohl auch der Weihnachtsmann als akzeptabel durchgehen lassen wird, geht es an das Wichtigste:

Chiara und ich schmücken den Weihnachtsbaum.

Okay, es verzögert sich noch etwas, ich muss mein Bärchen erst mal aus der großen Tüte raussammeln, in der ich die noch zu verpackenden Weihnachtsgeschenke verstaut hab. Es war aber auch ein bisschen achtlos von mir, dass ich die Tüte neben den Wohnzimmertisch gestellt hab. Der Tisch ist der einzige, auf den Chiara springt, obwohl eigentlich springt sie nicht, sie schreitet vom Sofa aus direkt drauf. Von da oben aus kann man nicht nur super in die Tüte gucken, sondern auch reinfallen, wenn man sich zu weit nach vorne beugt.

Na ja. Nun hat der Schal für Mama halt ein oder zwei Ziehfäden.

Sämtliches Weihnachts-Schmuckgedöns ist in mehr oder weniger großen Kartons verstaut, die ich jetzt öffne und deren Inhalt ich in meinem Wohnzimmer ausbreite. Während dessen fällt mir auf, dass etwas Entscheidendes fehlt. Der Baum.

Mist. Jetzt muss ich in den Keller, um ihn zu holen … und die Kartons samt Inhalt stehen schutzlos umher. Eigentlich müsste ich die erst mal wieder wegräumen.

Ich schärfe meiner Fellmaus mit strenger Miene ein, dass sie kein Geschenk kriegt, wenn sie ungezogen ist. Sie guckt mich verständnislos an und stolziert an mir vorbei ins Schlafzimmer. Als ich die Wohnungstür hinter mir schließe, weiß ich genau, wer gerade auf dem Weg zu den tollen und spannenden Kartons ist …

Im Rekordtempo und etwas ruppig schleppe ich den Baum vom Keller in die Wohnung. Super, nun ist der ganze Hausflur voller

Nadeln. Ich zerre den Baum vom Flur ins Wohnzimmer und trete auf den Deckel eines Schuhkartons. Gerade noch sehe ich durch die Zweige des Baumes Chiaras Kopf mit den angelegten Öhrchen und einem »Baum-fällt!«-Ausdruck im Gesicht, bevor ich vom Tannengrün begraben werde.

Pappe auf Laminat. Schmierseife ist nichts dagegen.

Während ich versuche, mich mitsamt Baum irgendwie hochzurappeln, quetscht sich das kleine graue Unschuldslamm an mir vorbei. Entschuldigung, dass ich den Eingang versperre …

So. Der Baum ist ordnungsgemäß im dazugehörigen Fuß versenkt, ein bisschen schief vielleicht, aber mein schmerzendes Steißbein weigert sich, es zuzulassen, dass ich noch länger an dem Kunstwerk rumfummle. Das muss reichen.

Nun kann ich mich auch der Herkunft des eigenartigen, schleifenden und klappernden Geräusches widmen, das ich vor ein paar Augenblicken vernommen habe.

Manchmal frage ich mich, ob es in diesem Haushalt möglich ist, auch mal ohne weitere Zwischenfälle irgendwelche Aktivitäten zu entfalten, die über das notwendigst Alltägliche hinausgehen. Einfach mal ungestört und reibungslos so 'nen ollen Tannenbaum zu installieren, zum Beispiel. Meine Katze könnte doch ein einziges Mal einfach nur zugucken. Schön gemütlich auf dem Sofa liegen und zugucken. Sonst nix.

Chiara könnte nicht.

Wenn ich meine Lichterkette heute noch – heil und funktionsfähig – an den Baum werfen will, sollte ich jetzt einschreiten. Zwei Drittel der Kette mitsamt Kerzen hat sie schon über die Türschwelle gezerrt und biegt grad ab in Richtung Schlafzimmer. Nach den Feiertagen werde ich mal die Lage unter meinem Bett klären. Ich vermisse da doch das eine oder andere Teil. Vielleicht finde ich auch die Computermaus von dem Versicherungsonkel wieder …

Die Kette ist angebracht. Chiara, die es äußerst empörend findet, dass ich ihr die Beute entrissen hab, hat festgestellt, dass ich sie vorhin viel zu früh aus der Geschenktüte rausgesammelt hab, und guckt sich das Ganze noch mal genauer an. Der vierte bis zwölfte Ziehfaden im Schal.

Also, nun reicht es doch auch langsam … Es nützt nichts, aber ich muss jetzt zu ernsthaften, nachdrücklichen und konsequenten erzieherischen Maßnahmen greifen. Ich nehme sie auf den Arm und drücke sie an mich. Mit meiner kleinen Randalörin auf dem Arm gehe ich in die Küche, wo wir erst mal gemeinsam im Schrank gucken, wo sich der Katzenpudding versteckt hat.

Ihre Schlemmerorgie gibt mir genügend Zeit, den Baum fertig zu schmücken. Viel kommt da auch nicht mehr – das mit dem Schmuck beschränkt sich ohnehin auf die Bereiche, an die Chiara nicht rankommt. Also auf die oberen beiden Drittel, der Schwerpunkt auf der linken Seite – rechts steht der Sessel … viel zu riskant.

Ich sitze auf dem Boden; Chiara, die neben mir hockt, schleckt sich die letzten Puddingreste aus dem Gesicht und marschiert los, um zu kontrollieren, ob ich meinen Job gut gemacht hab.

Hab ich wohl. Als sie sich auf die Decke unterm Baum legt, finde ich, dass es der schönste Weihnachtsbaum der Welt ist.

Und jetzt machen wir Bescherung.

Besuch

Wie ich bereits erwähnte, ist meine Katze eigentlich eher zurückhaltend, wenn ich Besuch habe. Und mittlerweile fällt mir auf, dass ich bei Erzählungen über Chiara so oft das Wort eigentlich benutze, dass ich es mir eigentlich auch sparen könnte.

Ich glaube, ich muss es mir langsam mal eingestehen: Meine eigentlich furchtbar schüchterne, artige, bescheidene und niemals Unsinn im Kopf habende Katze ist ein kleiner frecher, vorwitziger und mit allen Wassern gewaschener Minikobold, getarnt in grauem Plüschfell. Und damit man diesem kleinen raffinierten Etwas nun auch überhaupt nichts mehr entgegenzusetzen hat, ist es auch noch mit dem süßesten Teddygesicht samt Silberblick ausgestattet.

Na ja. Wenn ich so darüber nachdenke … Dass ich unter diesen Umständen schlichtweg nicht in der Lage bin, mich mit ernsthaften Erziehungsmaßnahmen durchzusetzen, kann mir nun wirklich keiner vorwerfen.

Es klingelt. Ein – sehr netter – Kollege von mir hat sich zum Essen bei mir eingeladen und steht vor der Tür. Ausnahmsweise klafft bei meinem Zeitplan, was die Vorbereitung des Essens angeht, heute mal keine Riesenkluft zwischen Theorie und Praxis, sodass ich recht kurz nach der Begrüßung schon zu Tisch bitten kann.

Chiara, die nach dem ersten Klingeln – so, wie eigentl… äh, so wie fast immer – erst mal im Schlafzimmer verschwunden ist, hat sich zwischenzeitlich wieder bis an die Flurtür herangepirscht und sitzt in der Türschwelle. Unauffällig. Ihr Blick schweift an die Decke, scannt die Anrichte ab, auf der ich vielleicht mal wieder Staub wischen sollte, streift kurz über den Fußboden (den ich glücklicherweise noch kurz vor seinem Eintreffen gewischt hab) bis zu unserem Sitzplatz im Wohnzimmer und bleibt dann an seinen Füßen haften.

Schicke Schuhe hat er an. Sie sehen teuer aus, scheint mir Leder zu sein. Schnürschuhe. Mit Schnürsenkeln. Langen Schnürsenkeln …

Manchmal frage ich mich, warum ich nicht besser mitdenke. Vielleicht könnte ich das eine oder andere Malheur verhindern, wenn ich einfach mal ein bisschen aufmerksamer wäre. Andererseits wäre mir dadurch wohl auch das eine oder andere amüsante Intermezzo entgangen. Und ich hätte nix zu erzählen.

»Oh, da ist ja Deine Katze!« Er hat sie entdeckt. Chiara steht im Zimmer und streckt sich erst mal genüsslich, bevor sie frei nach dem Motto Ach-ist-Besuch-da? zielstrebig auf ihn zu stapft.

»Ja«, sag ich, schon leicht alarmiert. »Das ist Chiara.«

Er beugt sich zu ihr runter und reicht ihr seine Hand hin. Chiara schnuppert an der Hand und stupst ihn mit dem Kopf ans Bein.

Oha. Misstrauisch lege ich mein Besteck auf den mittlerweile leeren Teller. Wenn Chiara bei ihr völlig fremden Leuten so schnell so intim wird, macht sie das in der Regel nicht ohne Hintergedanken. Keinen Unsinn bitte! Bitte nicht heute!

Er ist völlig hin und weg.»Meine Güte, so eine süße Katze! Die ist ja total kuschelig und sooo lieb! Und wie sie schielt! Die könnte ich ja einpacken!« Während er ihr begeistert durchs Fell streicht und ihr den Kopf krault, guckt Chiara mich an. Grinsend, könnte ich schwören. Tja, Mama. Den hab ich in der Tasche …

Um in Erinnerung zu bringen, dass ich ja auch noch da bin, fange ich ein Gespräch an.

Ich hätte mich nicht einmischen sollen. Nachdem sich mein kleiner Fellklops so ungeniert bei ihm eingeschleimt hat und ich ihn mit meinem Gequassel von ihr abgelenkt hab, hat sie freie Bahn.

Gerade noch sehe ich, wie sie zum Sprung ansetzt und sich auf seinen rechten Fuß stürzt. Ich hätte es wissen müssen … Chiara findet auch meine Lederschuhe hoch spannend – was für die einen die Baldrian- und Katzenminzekissen sind, ist für Chiara alles, was aus Leder ist. Wenn dann auch noch Schnürsenkel dran hängen … nun ja.

Meine kleine Schuh-Fetischistin liegt halb auf seinem rechten Fuß, den Schuh mit beiden Vorderbeinen fest umklammert, und kaut genüsslich auf den Schnürsenkeln rum. Das mit dem Schleifenbinden hab ich vergeblich versucht, ihr beizubringen – im Schleifenaufmachen ist sie ein Naturtalent.

»Öhm …« Er guckt leicht irritiert, kann sich aber offensichtlich ein Grinsen nicht verkneifen. Ein Gutes hat die Sache: Er wird mir immer sympathischer.

»Nein, nein, lass sie ruhig.« Als ich gerade zu einer Schimpftirade ansetzen will, unterbricht er mich. »Solange sie mich nicht in den Fuß beißt.«

Da kann ich ihn beruhigen, sie würde niemals jemanden beißen. Also, zumindest, solange man nicht aus Leder ist.

Oder aus Katzenkeksen.

Da mir das Ganze doch ein bisschen peinlich ist, entschließe ich mich wieder zu einem Ablenkungsmanöver. So ganz ausgefeilt war meine Menüplanung doch nicht, ich hab gar nichts zum Nachtisch vorbereitet. Glücklicherweise fällt mir ein, dass ich noch ein paar Packungen von diesem Fertig-Grießbrei im Kühlschrank deponiert hab.

Auf meine diesbezügliche Frage versichert er mir, dass er dafür sterben würde, also organisier ich uns zwei davon.

Während ich im Kühlschrank rumkrame, wuselt mir mein Fellknäuel zwischen den Füßen rum. Manchmal ist es ganz praktisch, dass Madamchen, immer, wenn ich den Weg in die Küche antrete, offensichtlich erwartet, dass dabei was Leckeres für sie abfällt. Dafür lässt sie sogar ’nen soliden Lederschuh links liegen.

Mit den beiden improvisierten Nachtisch-Rationen bewaffnet kehre ich zurück und reiche meinem Besuch, der sich zwischenzeitlich auf dem Sofa niedergelassen hat, seine Packung. In Kenntnis der Alles-was-mit-Milchprodukten-zu-tun-hat-Sucht meiner Katze will ich ihn vorwarnen.

»Also, wunder Dich nicht, wenn sie mir gleich auf der Pelle hängt, sie liebt Grießbrei. Kommt bei ihr gleich nach Pudding.«

Ich werfe mich neben ihn aufs Sofa, reiße den Deckel der Grießbreipackung auf und warte ergeben auf das mir bekannte Bild: Chiara hüpft bei dem Geräusch im Rekordtempo neben mich aufs Sofa, klettert mir halb auf die Schulter und wir gucken Nase an Nase gemeinsam in meinen Becher, um auszudiskutieren, wer von uns beiden den ersten Löffel kriegt.

Nichts.

Er sitzt neben mir auf dem Sofa, meine Katze ist ihm halb auf die Schulter geklettert und guckt Nase an Nase mit ihm gemeinsam in seinen Becher, um auszudiskutieren, wer von ihnen beiden den ersten Löffel kriegt.

Ich kann mir nicht helfen, aber so langsam frag ich mich …

Das ist mir jetzt doch ein bisschen zu aufdringlich und ich erhebe mich, um Chiara von seiner Schulter zu pflücken.

Als ich sie umfasse, um sie auf den Boden zu setzen, setzt sie ihre Geheimwaffe ein: den Super-Kaugummi-Modus.

Es ist immer wieder erstaunlich, wie lang so ein Katzenbein werden kann, wenn sich die Pfoten dazu entschlossen haben, den derzeitigen Aufenthaltsort nicht verlassen zu wollen.

Ist eigentlich mal jemandem aufgefallen, dass es vollkommen unmöglich ist, eine Katze von einem Platz zu entfernen, wenn sie es nicht will? Das funktioniert selbst auf der glattesten Oberfläche nicht.

Die Katze entwickelt ein Eigengewicht von mindestens achthundertzweiundfünfzig Kilo, der Körper verformt sich in einen vollkommen unanfassbaren Zustand und sämtliche Körperteile nehmen eine kaugummiartige Konsistenz an – von den sich in den Untergrund untrennbar einklinkenden Krallen mal ganz abgesehen. Bevor ich daher riskiere, dass ich ihn nicht nur von Chiara, sondern auch gleich von seiner gesamten Oberbekleidung befreie (obwohl dieser Gedanke durchaus was Verlockendes hat) gebe ich mein Vorhaben auf und beschränke mich auf ein »Äh … also … eigentlich macht sie so was nicht.«

Mein äußerst zufrieden guckender Fellklops widmet sich wieder dem Grießpudding und beobachtet noch zufriedener, wie sein Löffel in der Köstlichkeit verschwindet und großzügig beladen vor ihrer Nase wieder auftaucht.

Lederschuhe mit Schnürsenkeln und 'ne Riesenportion Grießpudding. Dem hab ich nichts entgegenzusetzen. Für den Rest des Abends dürfte ich abgemeldet sein.

Während ich den Tisch abräume, sehe ich aus den Augenwinkeln, wie er Chiara die Pudding-Packung zum Ausschlecken hinhält. Das Abendbrot heute wird für mein kleines Bärchen wohl etwas kleiner ausfallen.

Soll ich dem Kerl jetzt 'nen Heiratsantrag machen oder hat Chiara ihn schon gefragt?

Als ich ihn bei der Verabschiedung umarme, hoffe ich, dass er die Kratzer in seinen Schuhen und die Ziehfäden in seinem Pulli erst so spät bemerkt, dass er vergessen hat, woher die wohl stammen …

Chiara jedenfalls ist sich keiner Schuld bewusst. Ihr Teddy-Schiel-Gesichtchen guckt mich an, als ich mich neben sie aufs Sofa quetsche. Und wir sind uns beide einig, dass wir diesen netten Onkel gerne mal wieder einladen …

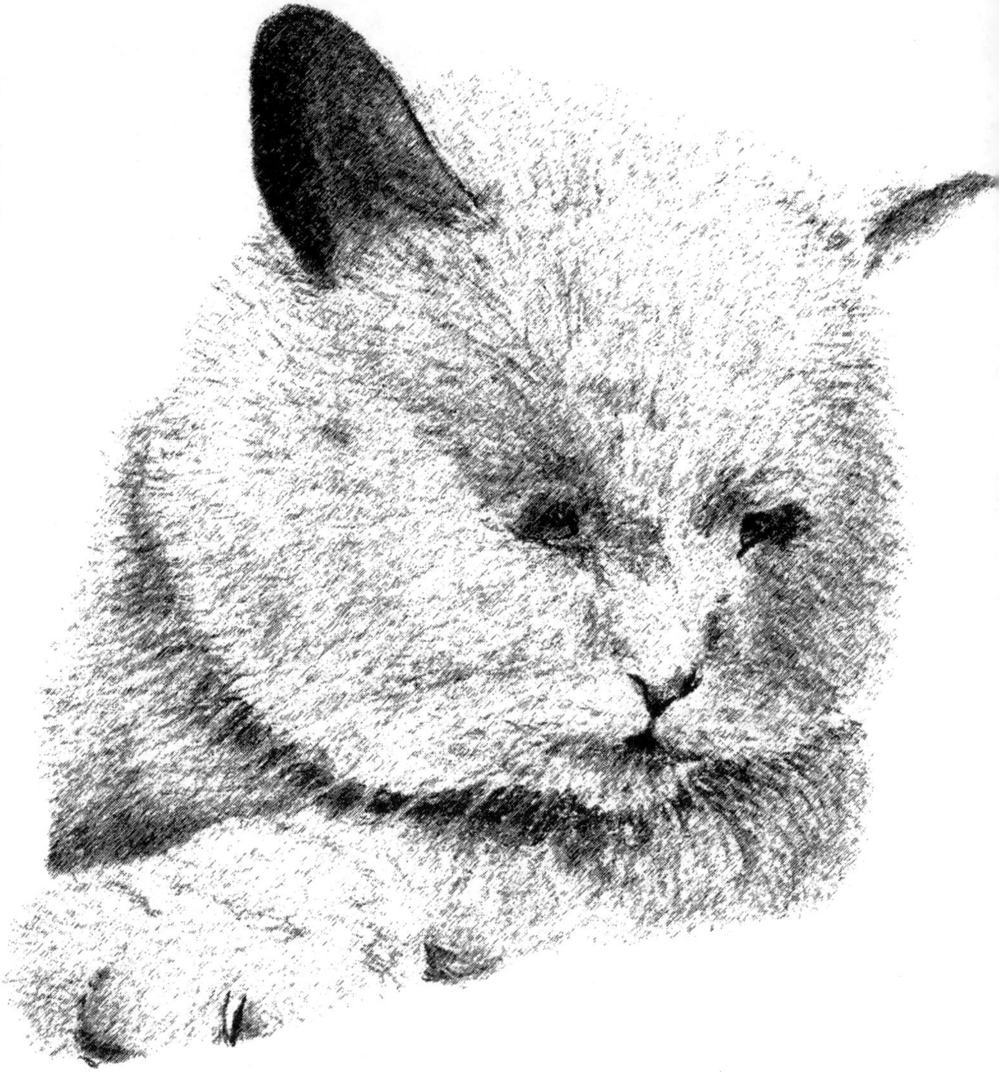

Ostern

Die Osterfeiertage kommen bei Chiara und mir in der Beliebtheitsskala gleich nach Weihnachten. Ich hab zwar weniger freie Tage, die kann ich aber mit schöneren Dingen als Hausarbeiten verbringen. Das Jahr ist erst knapp vier Monate alt – im Gegensatz zu Weihnachten hat sich da noch kein so großer Putzstau gebildet, schließlich hab ich ja erst vor knapp vier Monaten sauber gemacht. Chiara findet Ostern auch ganz toll. Vor allem findet sie jedes Osterei, wie gut es auch versteckt sein mag. Dinge, die nicht versteckt sind, findet sie besonders schnell. Besonders die Dinge, die eigentlich nicht dafür gedacht sind, dass kleine graue Plüschbären sie entdecken.

Ich versteh das nicht. Meine Wohnung ist voll mit Sachen, kleinen und großen. Kann mir jetzt mal jemand erklären, warum 99 % der Sachen, die bei mir so rumfliegen und katzenkompatibel sind, in der Regel von Chiara völlig unbehelligt so vor sich hin rumfliegen, während das klitzekleine eine Prozent, von dem ich nicht möchte, dass Madame es in die Pfoten bekommt, sofort und unmittelbar aufgespürt und zum Objekt der Begierde Nummer eins gemacht wird?

Da kann mir doch einer sagen, was er will – diese kleinen Plüschchaoten scannen regelmäßig sämtliche Räume ab. Und wehe, das Bärchenradar meldet irgendwas, das irgendwo rumliegt, wo es in den letzten 24 Stunden noch nicht lag. Tja. Dann nimmt das Unheil seinen Lauf …

Ostereierfärben gehört bei uns zu Ostern. Meine Mama und ich zelebrieren das immer am Ostersamstag. Mama kauft Farben und irgendwelchen Schnickschnack, mit dem man die Eier so verunstalten … äh … verschönern kann, und beschränkt sich darauf, die Kontrolle über die Eierkocherei zu übernehmen. Mit dem übrigen Deko-Wahnsinn darf ich mich dann abmühen. Meistens brauch ich schon zwei Stunden, um die Gebrauchsanweisungen der verschiedenen So-wird-Ostern-zu-einem-besonderen-Erlebnis-weil-die-Eier-so-toll-aussehen-Bastelprodukte zu kapieren.

Da am Ende nicht nur Mamas Küche, sondern auch ich aussehe, als wäre ich zum falschen Zeitpunkt in ein Gotcha Spielfeld geraten, beschließe ich in diesem Jahr, die Sache selbst in die Hand zu nehmen. So 'n Theater jedes Mal … da mach ich nicht mehr mit. Dieses Jahr wird alles anders.

Nun ja.

Ich besorge Farben, Aufkleber und so ein Zeug, mit dem man ein schnödes Ei erst in ein farbiges und dann in ein funkelndes Goldglitzerunikat verwandeln kann. Das muss reichen. Heute will ich mal nicht den ganzen Tag mit diesem Rumgeeiere verbringen. Ich bestelle meine Mam zu mir ein und wir belagern meine Küche.

Allein das genügt, um Chiara dazu zu bewegen, ihr Radar einzuschalten. Frauchen und Oma gemeinsam in der Küche. Das ist höchst verdächtig! Um ja nichts zu verpassen, platziert sich meine Maus mittig auf dem Küchenfußboden und blinzelt abwechselnd zu meiner Mam und mir.

Allein das wiederum genügt, um bei mir leichte Zweifel aufkommen zu lassen, ob es wirklich so schlau war, das Spektakel bei mir stattfinden zu lassen. Dass meine Mama grad, vor ihr auf den Knien liegend, Chiara meine halbe Monatsration Kekse in den Schlund wirft, macht es nicht besser.

Konzentration bitte!

Nachdem ich meine Mutter von Chiara weggezerrt habe, machen wir uns ans Werk. Während die Eier im Topf vor sich hinblubbern, greife ich mir meine Verschönerungs-Utensilien. So. Wie geht denn das? In kürzester Zeit bin ich verheddert in dünnen Plastik-Handschuhen, in die ich 25 Tropfen rote Farbe gegeben hab, um dann das heiße Ei darin zu wälzen. Die Goldfolie, die ich dann kunstvoll aufs Ei kratzen soll, klebt genauso an meinen Fingern wie die Küchentücher, die eigentlich das Schlimmste verhindern sollen.

Super Sache. Nachdem ich das erste Ei vergoldet und im Eierbecher versenkt hab, greife ich nach dem nächsten.

Klack!

Das Kunstwerk ist bei meinem Übergriff an meinem Unterarm kleben geblieben. Leider nicht lange genug. Als ich meinen Arm zurückziehe, folgt es der Schwerkraft und landet auf dem Boden. Och nö!

Na ja, nun hat mein Fellklops wenigstens was zum Spielen. Begeistert fängt sie an, den Küchenboden zum Bolzplatz umzufunktionieren. Meine weiteren Malerarbeiten werden alle zwölf Sekunden von einem »Plock« oder »Donngggg«, manchmal auch von einem zarten »Drrrrrrrrtonk« unterbrochen.

Als ich so vor mich hin werkle, fällt mein Blick auf den Gelben Sack, den ich an den Haken, der eigentlich fürs Geschirrhandtuch gedacht ist, gehängt hab. Hing der vorhin auch schon so weit runter? Hab ich da irgendwas Schweres reingepackt?

Was …?!

Während ich meine Katze aus dem Sack pule, den sie von unten aufgeschlitzt und es tatsächlich irgendwie geschafft hat, da reinzuklettern, halte ich meiner Mutter eine Moralpredigt. In einen ohnehin schon knisternden Plastiksack eine Blumen-Plastikfolie zu werfen, die man vorher versucht hat, möglichst klein zusammenzuknüllen – und die natürlich ihr Bestes gibt, um sich danach herrlich knisternd wieder zu entfalten – das ist in einem Haushalt, in dem ein kleiner vierbeiniger Plüschklops lebt, keine gute Idee.

Ebenfalls keine gute Idee war, zu vergessen, vorher den farbtriefenden Handschuh auszuziehen. Jetzt hängt mir nicht nur die leere Milchpackung aus dem Müllsack an den Fingern, sondern auch noch mindestens vierundzwanzig Katzenhaare … Außerdem hat er nun ein Loch. Den Handschuh kann ich abhaken. Ich fummle die kläglichen Überreste von meinen Fingern und pfeffere sie auf den Tisch. Der im Übrigen genauso chaotisch aussieht wie sonst der in der Küche meiner Mutter.

Ich habe die Hoffnung fast aufgegeben, aber schließlich ist es vollbracht. Die Eier sind rot, blau, grün, gelb und glitzern gülden vor sich hin. Genau so wie mein Tisch, der Fußboden, meine Hose und ich. Als wäre ich zum falschen Zeitpunkt in ein Gotcha Spielfeld geraten. Irgendwie hab ich grad 'n Déjà-vu …

Meine Mam, erschöpft vom Kochen, sieht aus, wie aus dem Ei gepellt. Nächstes Jahr tauschen wir! Jetzt brauch ich einen Kaffee.

Chiara hat sich einen Plastik-Sektkorken als Souvenir aus dem Gelben Sack mitgebracht. Das »Plock« und das »Donnngggg« sind einem stakkatoartigen »Tack« gewichen, das allerdings langsam leiser wird und sich in Richtung Wohnzimmer verlagert.

Das kommt mir ganz gelegen; es räumt sich besser auf ohne diesen kleinen Irrwisch zwischen den Füßen.

Es dauert nicht lange und wir haben das schlimmste Chaos beseitigt. Mann, Mann, schon die zweite Putzorgie innerhalb von vier Monaten. Das schlaucht.

Irgendwie beschleicht mich das Gefühl, dass irgendetwas fehlt. Das »Tack« zum Beispiel. Wo ist eigentlich meine Katze?

»Ähm … Mama …?«

Nein. Sie hat den kaputten und nutzlosen Handschuh nicht weggeräumt und in den Müll geworfen.

Ich auch nicht. Okay.

Ich atme durch und begebe mich in Richtung Wohnzimmer.

Fast könnte ich schwören, dass im Hintergrund diese hysterische Musik aus Psycho anschwillt, als ich im Flur die erste Spur finde. Ein halber Pfotenabdruck. In Rot. Und da, kurz vor der Schwelle ins Wohnzimmer, der Nächste.

Ich halte inne und lausche. Ein leises Knistern.

Da die Täterin nicht ganz so sorgfältig darauf geachtet hat, ihre Spuren zu verwischen, stelle ich sie schließlich hinter dem Sessel.

Das Tatobjekt noch zwischen den Pfoten, auf frischer Tat ertappt.

Also …

Ich muss zugeben, wenn jetzt Halloween wäre, würde Chiara reiche Beute machen. Wenn die jetzt an irgendeiner Tür klingeln würde, bräuchte nach ihr niemand mehr zu kommen. Süßes ist aus. Saures auch. Und den Familienschmuck hätte man ihr auch zugeworfen, sicher ist sicher.

Meine Güte, dass da noch so viel Farbe dran war! Als mein kleiner Kobold feststellt, dass sie erwischt wurde, guckt sie mich mit einem rotverschmierten Gesichtchen an. Um Zeit zu gewinnen, legt sie sich erst mal auf den Handschuh, setzt zu einem herzhaften Gähnen an - an ihren Zähnen entdecke ich auch den einen oder anderen Farbfleck – und streckt mir lasziv ihre rotgetupfte Pfote entgegen.

Da sie meinen Blick mal wieder haarscharf zu deuten weiß, nämlich, dass ich mich nicht entscheiden kann, ob ich lachen oder schimpfen soll, nutzt sie die Gelegenheit und versucht die Flucht nach vorn.

Sie steht auf und stolziert erhobenen Hauptes an mir vorbei, den an ihren Pfoten klebenden Plastik-Handschuh mitschleifend und eine rote Farbspur hinter sich herziehend. Dem Kreischen meiner Mutter nach hat sie grad die Küche erreicht. Gut, dass das Zeug zwar klebrig, aber wasserlösliche und natürlich ungiftige Lebensmittelfarbe ist.

Meinen Angriff mit dem nassen Waschlappen findet Chiara äußerst empörend, er stellt sich aber als nichts heraus, das nicht mit einer ordentlichen Portion Katzenpudding wieder gutzumachen wäre …

Während Madame schlemmt, putze ich mein Bad.

Nächstes Jahr färben wir wieder bei Mama.

»Nee, das isses noch nicht.« Ich weiß nicht, wer genervter ist, der Verkäufer oder ich. Sein Namensschild jedenfalls hängt schon etwas lustlos von seiner Hemdtasche herab. Aber es nützt nichts, Herr Homann muss sich schon mal so 'n bisschen ins Zeug legen.

»Ich brauch was Tolles. Was Besonderes. Nicht so einen langweiligen Kram. Also das muss irgendwie … na ja, so richtig toll sein halt.«

Herr Homann zieht mit einem - einen Tick zu lauten, um von mir als zahlende Kunden-Königin nicht bemerkt zu werdenden - Aufstöhnen seine Leiter zu sich, um das kleine Paket (also, mehr als vier Kubikmeter hat das garantiert nicht) mühsam wieder auf seinen Platz im oberen Regal zu verfrachten.

Während er das Ding über seinem Kopf balanciert, gibt das Klebeband an einer Seite nach und mit einem hässlichen »kraaaaaaatsch« zerreißt es den Kartonboden. Nachdem ich mir mindestens zwölf Styropor-Kügelchen aus den Haaren gepult hab, sucht mein Blick meinen tapferen Berater. Also, auf der Leiter steht er schon mal nicht – die liegt quer auf dem Boden, mitten im Gang.

Nachdem ich Herrn Homann auf die Beine geholfen hab, reiche ich ihm ein aus dem Karton gefallenes … ähm … und eines, auf das ich grad draufgetreten bin … angebrochenes Holzbrett.

»Hier«, sag ich. »So einen billigen Kram wollen Sie mir als Geburtstagsgeschenk andrehen? Hallo?! Das hält ja gar nichts aus! Da kauf ich das und kaum kommt man mal kurz dran und schon geht es kaputt?!«

Meine Moralpredigt von wegen, das sei ja vollkommen verantwortungslos, ich möchte etwas, das ich einem fünfzehnjährigen kleinen Mädchen unbesorgt anvertrauen kann, und nicht solche lebensgefährlichen Apparaturen, was für ein Laden ist das hier überhaupt, ich dachte, ich sei hier in einem Fachgeschäft, und so weiter, nimmt Herr Homann mit einem nun ganz deutlich zu Tage tretenden genervten, ja, ich möchte fast sagen, fassungslosen Blick zur Kenntnis.

»Kleines fünfzehnjähriges Mädchen?!« Seine Finger zittern etwas, als er sein Namensschild, das er bei seinem Leitersturz verloren hat, wieder an seinem Hemd festklemmen will. »Meine Güte, schenken Sie der ein Handy … oder neue Turnschuhe … aber lassen Sie mich damit in Ruhe!«

Meine Güte, was schreit der denn so?

Hhmm … Handy fällt aus … das hat sie schon, sie spielt immer mit meinem alten. Turnschuhe? Also, ich weiß ja nicht, ob 's die in ihrer Größe gibt. Aber vielleicht als Maßanfertigung. Im Internet gibt es doch alles. Gibt es Schuhpaare eigentlich auch separat für Vorder- und Hinterpfoten?

Ich beschließe, dass ich meinem kleinen Mädchen lieber keine Turnschuhe besorge. Ihr Faible für Schnürsenkel könnte da zur Stolperfalle werden…

Außerdem: Meine kleine Prinzessin trägt keine plumpen Treter. Wenn wir unser allabendliches Um-den-Wohnzimmertisch-Rennen-Event starten, brauchen wir keine Schuhe, da laufen wir beide barfuß. Sie, weil sie dann beweglicher ist und ich… na ja … weil ich mit Schuhen gar nicht merken würde, wenn sie mit ihrer kleinen Patsch-Pfote auf meinen Fuß ditscht, um mir zu sagen: Tick! Du bist! Wie immer, wenn ich an meine kleine Maus denke, wird mir ganz warm und ich muss lächeln. Mein Sonnenschein.

Auf dem Weg von den Kratzbäumen zum Ausgang des Ladens fällt mir eine Plastikdose mit diesen kleinen bunten Mäusen ins Auge. Und vor meinem inneren Auge zähle ich die Mäuse durch, die jeden Morgen vor meinem Bett liegen. Sie findet sie alle. Alle Mäuse, jede einzelne, die ich ihr, seitdem sie bei mir ist, jeweils zum Geburtstag geschenkt hab. Jeden Abend verteile ich sie im Wohnzimmer und jeden Morgen liegen sie fein säuberlich aufgereiht vor meinem Bett. Wenn ich jetzt auch noch erzähle, dass sie alle noch fast heil sind, glaubt mir das kein Mensch. Alle ihre Spielzeuge waren und sind irgendwann mal kaputtgespielt.

Die Mäuse nicht.

Neun sind es. Ich finde, der fünfzehnte Geburtstag ist der perfekte Anlass, um eine zehnte Maus zu kaufen.

Wie jedes Jahr in den letzten Jahren finde ich, dass das was richtig Tolles ist.

Und noch toller wär, wenn ich jedes weitere Jahr, bis an mein Lebensende, eine Maus für meine Prinzessin kaufen dürfte.

Eine Maus für meine Maus. Auch, wenn sie es offenbar nicht so richtig passend findet, wenn ich sie Maus nenne …

Mit einer quietschroten kleinen Spielmaus in der Tüte verlasse ich den Laden. Katzenpudding und Hirschkekse hab ich schon besorgt. Heute hab ich früher Feierabend gemacht, damit ich gemütlich mit ihr ihren Geburtstag feiern kann.

Als ich meine Wohnungstür öffne, stürzt mir meine kleine Zaubermaus entgegen. So, wie immer. Und so, wie immer, nehme ich sie auf den Arm, vergrabe mein Gesicht in ihrem kuschelweichen Fell, genieße ihr Begrüßungsschnurren und vergesse die Welt um mich herum für einige selige Augenblicke. Einer der schönsten Momente meines jeden Tages.

Um Mitternacht ist es so weit: Chiara darf ihr Geburtstagsgeschenk auspacken. Die Maus wird fein säuberlich aus dem Geschenkpapier gefummelt und sogleich auf ihre Spieltauglichkeit getestet. Nach zehn Minuten stellt sie fest, dass es sich mit dem Geschenkpapier mindestens genauso toll spielt. Ich freu mich schon auf morgen früh, wenn eine glänzend quietschrote Maus neben den vielen anderen vor meinem Bett liegt …

Mein kleines süßes Mädchen. Ich bin so furchtbar stolz auf sie und unendlich dankbar dafür, dass sie seit mehr als zehn Jahren an meiner Seite ist. Und ich gebe zu: So sehr ich mich darüber freue, dass sie heute fünfzehn Jahre alt geworden ist, so wenig unschön fände ich es, wenn es – ohne die Zeit zurückdrehen zu müssen, denn ich möchte keine einzige vergangene Minute mit ihr missen - erst ihr fünfter wäre …

Aber da Chiara mindestens hundert Jahre alt wird, haben wir noch jede Menge gemeinsamer Momente!

»Herzlichen Glückwunsch zum Geburtstag mein Engel«, flüstere ich in ihr Ohr, als ich sie im Arm halte und an mich drücke.

»Bleib so gesund und munter, wie Du bist.«

Umzug

Ich mag meine Wohnung. Seit 26 Jahren lebe ich hier, eigentlich schon viel länger. Meine Eltern wohnen nebenan – wie die meisten Kinder hab ich zunächst bei ihnen gelebt – und das schon seit mehr als 35 Jahren.

Man könnte also sagen, dass ich fast mein ganzes bisheriges Leben in diesem Haus verbracht hab. Eigentlich hatte ich nicht vor, dies in unmittelbarer Zukunft zu ändern. Es gibt nun aber Umstände im Leben, die einen zum Umdenken zwingen. So, wie jetzt.

Ich werde hier ausziehen. Neben der Frage, wie ich das eigentlich finde, treibt mich ein weiterer Gedanke um: Wie wird meine kleine Fellmaus das finden? Immerhin lenkt mich meine Sorge um Chiaras Seelenheil von meinem eigenen inneren Aufruhr ab.

Die Ergebnisse meiner Recherchen im Internet lassen mich schwanken zwischen Hoffen und Bangen – offensichtlich gibt es Katzen, die auf einen Umzug mit, vorsichtig formuliert, einem Nervenzusammenbruch reagieren, andere sehen das Ganze eher gelassen.

Na toll, das hilft mir ja ungemein weiter.

Ein Königreich für die Gedanken, die meine Katze während der nächsten beiden Wochen bewegen mögen …

Mein Frauchen ist irgendwie komisch drauf momentan. Ständig will sie mich auf den Arm nehmen und muss andauernd an mir rumknautschen. Wenn sie dieses Engagement mal auf meine Keks-Rationen anwenden würde … Menschen sind echt schräg, manchmal. Aber, na ja, ich mag sie trotzdem.

Und meine Wohnung sieht auch merkwürdig aus. Also, es ist ja nicht so, dass ich was gegen Kartons hätte, aber je mehr von den Dingern hier rumstehen, desto weniger erkenne ich mein Zuhause wieder. Was räumt die denn ständig hier rum?! Ich kann mich nicht erinnern, dass ich ihr erlaubt hätte, meine Sachen einfach aus den Schränken zu nehmen und einzupacken. Was soll denn das?!

Als Mama mal wieder zur Arbeit ist und vergessen hat, den Laptop (ich lass sie in dem Glauben, dass ich keine Ahnung hab, was dieser »tolle schwarze Kasten, von dem ich mal lieber meine kleinen Stinkefüßchen – Frechheit übrigens - lassen soll« ist) auf dem Wohnzimmertisch auszumachen, nutze ich die Gelegenheit und frag mal in der BKH-Gruppe nach.

Ludwig meint, Mama ist halt ein bisschen eine Narrische ... das hat sein Frauchen auch gesagt, aber Katja weiß Bescheid: Kartons! Viele? Sie räumt Schränke aus? Klarer Fall: Ihr zieht aus!

Ausziehen? Wie jetzt. Von hier? Wohin denn? Und wieso überhaupt, ich hab mir das doch hier so schön eingerichtet, Mama weiß ganz genau, wo sie hinlaufen muss, wenn sie mir mein Essen geben will, sie weiß, wo sie mein Lieblingsspielzeug suchen muss, wenn ich's verbummelt hab ... Dann muss ich ja wieder ganz von vorne anfangen, um sie einzugewöhnen. Und womöglich fühlt sie sich da gar nicht wohl – nicht, dass sie noch ihre ... aber nee, das wird sie wohl nicht. Aber eins sag ich Euch, in mein Klo kommt die mir nicht! Die sprengt mir ja die Seitenwände!

Ausziehen. Hhmm ... ein bisschen mulmig ist mir dabei schon. Ich kenn doch fast gar nichts anderes als unser Zuhause. Ich erinnere mich jedenfalls kaum daran, wo ich früher mal gewohnt hab.

Aber okay. Wenn sie meint. Hauptsache, sie nimmt mich mit. Und meine Kekse.

Frauchen kommt nach Hause und – schwupps – schon wieder häng ich ihr unterm Kinn. Du meine Güte, was ist die anhänglich! Aber ehrlich gesagt: Mir soll's recht sein. Seitdem sie offensichtlich beschlossen hat, dass wir ausziehen, krieg ich noch mehr Streicheleinheiten als sonst. Obwohl ... so der eine oder andere Keks mehr wäre auch schick. Und über-

haupt, wieso krieg ich eigentlich nicht noch viel mehr zum Frühstück ... und zum Abendbrot?

So langsam wird mir aber auch ein bisschen komisch. Im Wohnzimmer stehen nur noch das Sofa, der Tisch und mein Kratzbaum. Grad eben hat Frauchen mich fast mit eingepackt – ich hab nur mal ganz kurz in dem ollen Karton geguckt, ob sie mein neues Stinkekissen da reingetan hat, aber das hab ich wohl irgendwo verbummelt. Da waren nur so komische Glasdinger drin, da tut Mama immer dieses rote, spannend riechende Zeugs rein. Das riecht fast so gut wie mein Stinkekissen. Nachdem sie mir das tolle, knisternde Papier, in das sie den ganzen Kram eingewickelt hat aus den Zähnen gepult und mich mit ´nem Keks (das war nicht mal einer von meinen Lieblingskeksen, die mit dem Hirsch drin) abgespeist hat, musste ich ins Schlafzimmer.

Das sieht auch ganz anders aus als sonst. Wenn ich mich hier so umgucke ... Mamas Bett liegt jetzt auf dem Boden, schon seit gestern. Ich mein, ist ja ganz praktisch, ich musste gestern Abend gar nicht so hoch hüpfen, um meine Gute-Nacht-Kekse, die sie mir immer neben ihren Kopf hinlegt, abzuholen. Aber ich finde das Ganze doch ein bisschen ... beängstigend. Das Zimmer ist leer. Ich seh meine Mama gar nicht mehr, sie hat die Tür zugemacht. Das hat sie noch nie gemacht.

Mama ...?

Es klingelt. Und ich kann nicht mal sehen, wer da kommt. Ich hör Stimmen, eine davon hab ich schon mal irgendwo gehört. Und es rumpelt. So klingt das sonst nie, wenn Frauchen weggeht. Sicherheitshalber leg ich mich ganz dicht an die Schlafzimmertür. Sie lässt mich doch nicht hier alleine, oder? Ich würd jetzt gerne mal Ludwig und Katja fragen, was ich jetzt machen soll, aber ich weiß nicht, wo Mama den schwarzen Kasten hingetan hat – der ist auch weg.

Mein Blick fällt in die Zimmerecke. Da steht dieses furchtbare Ding, in das mich Mama immer setzt, wenn sie mich zu dem Mann bringt, der doofe Sachen mit mir macht. Ich mein, der ist ja ganz nett, aber das riecht bei dem so unangenehm. Und neulich hat der ganz fies in meinen Ohren rumgefummelt, das war total schlimm. HA, und gepiekst hat der mich auch schon mal.

Wieso hat sie eigentlich diesen blöden Kasten nicht auch in ´nen Karton gepackt?!

Auf einmal ist es ganz still. Ist der Umzug jetzt fertig? Wo ist Mama?

Nach einer Weile hör ich was. Das Geräusch, das Mama macht, wenn sie nach Hause kommt, das kenn ich! Gott sei Dank macht sie jetzt die Schlafzimmertür ganz langsam auf, aber es schrabbelt ein bisschen unter meinem Bauch, als sie mich mit der Tür wegschiebt.

Noch bevor sie mich wieder auf den Arm nehmen und an mir rumknautschen kann, entwische ich zwischen ihren Füßen, um mich erst mal auf meinen Kratzbaum im Wohnzimmer zu werfen.

Öhm.

Der ist weg.

Alles ist weg.

Sicherheitshalber mach ich mich mal ganz klein und laufe – dicht an die Wand gedrängt, man weiß ja nie – zu meinem Klo.

Auch weg.

Aber mein Abendbrotteller wird ja wohl noch da sein!

Ist er nicht. Alles leer. Wo ist mein Zuhause?

Das war's. Ich kauere mich in die Küche oder, eher gesagt, das, was mal meine Küche war – und ergebe mich meinem Schicksal. Ist jetzt auch eh alles egal. Also, wenn das Ausziehen ist, dann finde ich das echt ... Mist.

Mama kommt. Mit dem blöden Kasten. Jetzt bringt sie mich zu dem Mann, bei dem es so doof riecht. Ich will da nicht hin, na ja das wollte ich früher auch nie, aber Mama hat sich immer durchgesetzt. Da ich davon ausgehe, dass sie das auch heute macht, beschränke ich mich darauf, mich möglichst klein und sperrig zu machen, damit ich nicht in diesen Kasten muss.

Wie erwartet hilft es nichts.

Ich hasse es, dass es so wackelt. Und sehen tu ich auch nichts, Mama hat ´ne Decke über mich und den Kasten gepackt. Ich will nach Hause. Mir fällt mein Silvester-Date ein, das ich mit Toffee aus der Facebook-Gruppe hatte ... Ludwig war ganz schön stinkig, dass ich mich nicht mit ihm getroffen hab, aber Toffee hat halt zuerst gefragt ...

Das Jahr fing so schön an, und nun?!

Komisch. Ich sitz jetzt schon viel länger in dieser Kiste als sonst. Ist der Mann, bei dem es so blöd riecht, auch umgezogen?

Es wird hell, als Mama die Decke von meinem Kasten nimmt. Und den Deckel macht sie auch ab. Immerhin, sie ist noch da. Ich bleib aber lieber noch ganz klein hier sitzen, wer weiß, was da noch kommt.

Na ja. Nun sitz ich hier halt. Und irgendwie ist es ja langweilig, hier so zu sitzen. Und wenn ich mich so klein mach, dann seh ich ja gar nichts.

Hhmm ... Ich könnte mich ja mal ein bisschen höher hinsetzen und über den Rand gucken. Nur ganz kurz. Ich hör Stimmen. Wer is'n das? Mama ... und wer noch?

Ach?!? Da steht ja mein Klo! Direkt neben mir. Also, wenn mein Klo da ist, dann wird mein Abendbrotteller ja wohl auch irgendwo sein. Ich beschließe, mich aus diesem Kasten zu bewegen, nicht, dass der blöde Mann noch irgendwo auftaucht.

Gerade hab ich mich über den Rand gekämpft, da kommt einer dieser Menschen an und reicht mir ein kleines, gelbes Teil vor die Nase. Ob ich nicht einen Wurm möchte, fragt der. Als ich das Ding ignoriere, isst der Mensch den Wurm selbst auf. Pöh! Nicht mal einen Hirschkeks hat der für mich! Ich bin doch nicht umgezogen, um mich jetzt mit so einem kleinen gelben Wurm abspeisen zu lassen.

Ich stolziere an dem Typen vorbei und folge Mamas Stimme.

Ich muss relativ weit laufen, früher war ich schneller bei Mama, wenn ich sie gehört hab, aber: Da ist sie. Und mein Sofa ist auch da. Und meine Decke und mein Kratzbaum! Und wenn ich mich nicht irre, dann ist das auch mein Wohnzimmertisch, der dieses Fach hat, in dem sie immer meine Kekse aufbewahrt!

Eigentlich wollte ich grad nur zu Mama gehen, um sie ans Bein zu patschen, damit sie mir ‚nen Keks gibt – aber schon häng ich ihr wieder un-

ter'm Kinn. Und sie hat ganz glasige Augen, als sie an mir rumknautscht und mir sagt, dass ich die tollste Katze der Welt bin.

Na ja. Das wusste ich doch schon. Aber nichtsdestotrotz: Ich glaub, darüber muss ich noch mal näher nachdenken. Während ich mich auf meinem Sofa, auf meiner Decke ein bisschen von meinem Umzug erhole.

Und ich muss in der Gruppe posten, dass das mit dem Aus- und Umziehen gar nicht so schlimm ist. Solange eure Dosenöffner dabei sind und sie das Essen mitnehmen, ist alles halb so wild!

Als ich Chiara erst durch unsere neue Wohnung stapfen und schließlich auf dem Sofa liegen sehe, bin ich unendlich erleichtert. Ich streiche ihr durch das Fell und sie streckt genüsslich ihre Beine aus. Anscheinend waren alle meine Sorgen umsonst. Meiner Katze scheint es weniger wichtig zu sein, wo sie lebt, als, mit wem sie lebt.

Was für ein Engel! Meine Chiara ist wirklich das tollste und tapferste kleine Katzenmädchen der Welt! Irgendwie wusste ich das in dem Moment, in dem ich sie das erste Mal gesehen habe.

»Danke, dass Du es mir so leicht gemacht hast«, raune ich ihr zu, bevor ich mein Glas nehme und mit meinen Umzugshelfern anstoße.

Auf die neue Wohnung.

Auf unser neues Leben.

Auf meine Katze.

Auf Chiara.

Über die Autorin

Kirstin C. Schneider wurde in Kiel geboren und lebt mit ihrer schnurrenden Mitbewohnerin Chiara in der Holsteinischen Schweiz. Sie ist Juristin, Musikerin und Autorin von Kurzgeschichten und Erzählungen. Ihre Liebe zum Schreiben hat sie bereits als Jugendliche entdeckt, als sie feststellte, dass unschöne Ereignisse nicht mehr allzu schlimm sind, wenn man sie überspitzt und mit einer gehörigen Portion Humor und Ironie in einer Geschichte niederschreibt.

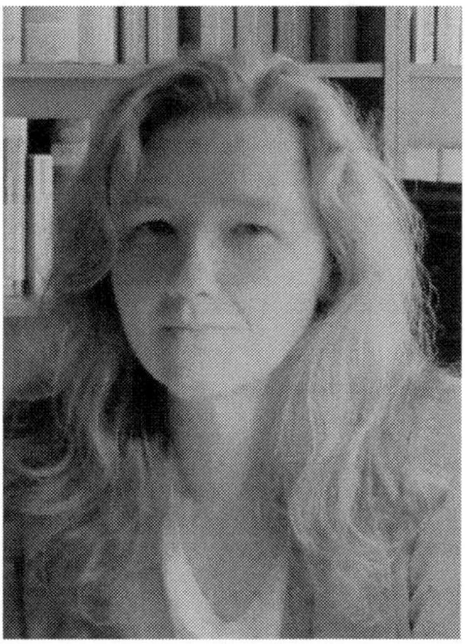

Kirstin C. Schneider verarbeitet in ihren Werken Erlebnisse aus ihrem Leben und dem Alltag auf humorvolle Weise, wobei sich nicht zuletzt ihre Katze als Quelle der Inspiration erwiesen hat. Durch das Schreiben mit einem Augenzwinkern schafft sie sich so einen hervorragenden Ausgleich zu ihrem Beruf, in dem es in der Regel nur selten Anlass zum Lachen gibt.

karina verlag

FSC
www.fsc.org
MIX
Papier aus verantwortungsvollen Quellen
Paper from responsible sources
FSC® C141904